国家执业资格考试应试宝典系列丛书

执业资格考试规划教材

2018 国家护士执业资格考试
应试宝典·模拟试题

总主编 喻友军 屈 刚

主 编 张钱友 刘静馨

编 者 (按姓氏汉语拼音排序)

邓湘穗 邓意志 傅 裕

赖 青 李小英 刘静馨

伍梅芳 肖 竹 徐洁欢

张 菡 张 融 张钱友

科学出版社

北 京

· 版权所有　侵权必究 ·

举报电话：010-64030229；010-64034315；13501151303（打假办）

内 容 简 介

本书是"2018 国家护士执业资格考试应试宝典"丛书之一，由具有多年护士执业资格考试辅导经验的教师团队编写。该团队对近些年来的考试真题进行了认真的分析研究，其辅导的中专学生连续九年参加全国护士执业资格考试通过率超过 95%，大专学生达 100%。本书严格按照国家护士执业资格考试大纲要求，既考虑知识的全面性，又结合考试实际，突出重点，力求覆盖所有考点。秉着方便教师辅导教学和利于学生复习的宗旨，本书内容与本丛书《2018 国家护士执业资格考试应试宝典·考点精粹》的内容紧密对接，共有六套模拟试题，每套试题分为专业实务与实践能力两部分，具有高度的模拟仿真性。各种题型的题量都按照考试大纲的要求进行配置，对于一些学生不容易理解的难题用※进行了标记，并在参考答案中给予解析。

本书主要供参加国家护士执业资格考试的考生使用，也可作为自学考试、专升本考试、成人高考及在校学生学习期间的参考资料。

图书在版编目（CIP）数据

2018 国家护士执业资格考试应试宝典·模拟试题／张钱友，刘静馨主编. —北京：科学出版社，2018.1
（国家执业资格考试应试宝典系列丛书·执业资格考试规划教材）
ISBN 978-7-03-055583-0
Ⅰ. 2… Ⅱ. ①张… ②刘… Ⅲ. 护士–资格考试–习题集 Ⅳ. R192.6
中国版本图书馆 CIP 数据核字(2017)第 288534 号

责任编辑：丁海燕　国晶晶／责任校对：贾娜娜
责任印制：赵　博／封面设计：张佩战

版权所有，违者必究。未经本社许可，数字图书馆不得使用

科 学 出 版 社 出版
北京东黄城根北街 16 号
邮政编码：100717
http://www.sciencep.com

三河市书文印刷有限公司 印刷
科学出版社发行　各地新华书店经销
*
2018 年 1 月第　一　版　开本：787×1092　1/16
2018 年 1 月第一次印刷　印张：7
字数：166 000
定价：42.50 元
（如有印装质量问题，我社负责调换）

总　前　言

"2018 国家护士执业资格考试应试宝典"丛书为国家护士执业资格考试的复习参考书。本丛书以近年来护士执业资格考试考点为参照，认真分析研究了历年考试真题所覆盖的知识点，并采纳众多考生的反馈意见，汲取国内目前已出版的各种护士执业考试辅导用书的优点，总结自 2009 年来编者所在院校教学与护考的成功经验精编而成，力求为广大考生提供最全面、最精要的备考知识，让考生用最少的复习时间，掌握最多的知识点，取得最理想的考试成绩。2009～2017 年国家护士执业资格考试中，由编者所辅导的 20 000 余名护理、助产专业考生，中专学生考试平均通过率达 95% 以上，大专学生达 100%。

"2018 国家护士执业资格考试应试宝典"丛书包括考点精粹、精练（上册、中册、下册），模拟试题和掌中宝六本，以国家最新考试大纲为蓝本，既考虑知识点的全面性，又结合考试实际，瞄准考点、突出重点、突破难点，在编写形式上力求便于考生理解和记忆，试题均备有参考答案，难题备有解析。考点精粹分册对大纲考点科学重组，系统排序，要点提炼，重点标注并详实阐述；精练分册以系统疾病为单元，以经典试题再现知识点，与护考无缝对接，便于考生边复习边检测；模拟试题分册依照国家统一考试单元编写，共 6 套试卷 1440 题，每套含专业实务与实践能力两部分，考点覆盖面广，模拟性、针对性、预测性强，方便考生顺利由各科目的系统复习向综合性实战模拟过渡，达到事半功倍的效果；掌中宝内容精炼，易于随身携带。

本丛书主要供参加国家护士执业资格考试的各类考生和参与辅导工作的教师使用，亦可作为自学考试、成人高考和在校学生学习期间的参考资料。

本丛书编写参考了国内护考相关的教材教辅用书，在此一并致谢。鉴于各种原因，书中难免有不足之处，敬请各位同仁和广大读者批评指正！

喻友军　屈　刚
2017 年 11 月

目　录

模拟试题一 … 1

模拟试题二 … 18

模拟试题三 … 35

模拟试题四 … 52

模拟试题五 … 68

模拟试题六 … 84

2018 国家护士执业资格考试应试宝典·模拟试题答案 … 100

模拟试题一

专业实务

一、I型题（A₁/A₂型题）：请从各题 A、B、C、D、E 五个备选答案中选择一个最佳答案，并在答题卡上将相应题号对应答案所属的方框涂黑。

1. 泌尿系肿瘤患者排尿的特点是
   A．无痛性全程肉眼血尿　　B．血红蛋白尿
   C．初始血尿　　　　　　　D．疼痛伴血尿
   E．终末血尿伴膀胱刺激征

2. 急性肾小球肾炎最常见的症状是
   A．乏力　　　B．水肿　　　C．头痛
   D．恶心、呕吐　　E．腰疼

3. 某患者因急性胰腺炎拟行急诊手术，下列护理措施不妥的是
   A．将备用床改为麻醉床　　B．测量生命体征
   C．通知医生协助体检　　　D．口渴时少量饮水
   E．评估患者收集资料

4. 患者，女，28岁，拟行尿妊娠实验，留取尿标本最适宜的时间是
   A．即刻　　　B．下午　　　C．晨起
   D．临睡前　　E．中午

5. 输卵管峡部妊娠时，最易出现的病理结局是
   A．输卵管妊娠流产　　B．陈旧性宫外孕
   C．继发性腹腔妊娠　　D．输卵管妊娠破裂
   E．孕卵向宫腔生长

6. 消化性溃疡的确诊依靠
   A．B型超声检查
   B．胃液分析
   C．典型的周期性和节律性上腹部疼痛
   D．X线钡餐检查和（或）内镜检查
   E．是否有幽门螺杆菌感染

7. 为预防巨大肾结石碎石后引起"石街"，应采取的卧位是
   A．平卧位　　　　　　B．头高足低位
   C．患侧卧位　　　　　D．健侧卧位
   E．头低位

8. 引起新生儿化脓性脑膜炎的常见病原菌是
   A．脑膜炎奈瑟菌　　　B．肺炎链球菌
   C．白色念珠菌　　　　D．大肠埃希菌
   E．流感嗜血杆菌

9. 脊柱出现胸椎后凸的时间是
   A．出生时　　　　　　B．3个月
   C．6个月　　　　　　D．9个月
   E．12个月

10. 活动期佝偻病颅骨软化多发生在
    A．3个月以内患儿　　B．3～6个月患儿
    C．7～8个月患儿　　　D．1岁以上患儿
    E．2岁以上患儿

11. 引起心脏后负荷过重的常见原因是
    A．二尖瓣关闭不全　　B．主动脉瓣关闭不全
    C．甲状腺功能亢进症　D．原发性高血压
    E．慢性严重贫血

12. 腰麻术后让患者去枕平卧的主要目的是
    A．预防头痛发生　　　B．预防呕吐窒息
    C．预防伤口出血　　　D．减轻伤口疼痛
    E．预防血压下降

13. 治疗猩红热的首选药物是
    A．红霉素　　　　　　B．青霉素
    C．氯霉素　　　　　　D．克林霉素
    E．氨苄西林

14. 长期可应用抑制小儿骨骼生长的药物是
    A．胰岛素　　　　　　B．泼尼松
    C．吡拉西坦　　　　　D．地西泮
    E．氨苄西林

15. 肝硬化失代偿患者最常见的并发症是
    A．电解质紊乱　　　　B．肝性脑病
    C．原发性肝癌　　　　D．上消化道出血
    E．肝肾综合征

16. 腹部受到冲击伤时，最容易发生破裂的脏器是
    A．肾　　　　B．肠　　　　C．胃
    D．肝　　　　E．脾

17. 阿托品对解除有机磷农药中毒的何种症状无效
    A．肺部湿啰音　　　　B．多汗、流涎
    C．平滑肌痉挛　　　　D．肌纤维颤动
    E．瞳孔缩小

18. Graves病的主要病因是
    A．遗传因素　　　　　B．病毒感染

C. 自身免疫　　　　D. 细菌感染
E. 精神刺激

19. 营养不良的病因主要是缺乏
A. 热能和（或）维生素　B. 热能和（或）蛋白质
C. 热能和（或）脂肪　D. 热能和（或）水
E. 热能和（或）糖

20. 患儿，9个月，呕吐、腹泻3日，尿量明显减少，皮肤弹性差，口唇干燥，眼窝明显凹陷，血清钠浓度为140mmol/L。该患儿的失水量约占体重的
A. 0.04　　B. 0.08　　C. 0.1
D. 0.12　　E. 0.14

21. 12小时尿标本加入40%甲醛作为防腐剂的检查项目是
A. 尿糖定量检查
B. 17-酮类固醇、17-羟类固醇检查
C. 尿肌酸定量检查
D. 尿蛋白定量
E. 艾迪计数

22. 图示肌内注射定位法是
A. 上臂三角肌定位法
B. 臀中肌、臀小肌注射定位法
C. 肌外侧肌定位法
D. 臀大肌注射十字定位法
E. 臀大肌注射连线定位法

23. 胃次全切术后第2日的患者应采取
A. 仰卧位　　　　　B. 半坐卧位
C. 侧卧位　　　　　D. 端坐位
E. 中凹卧位

24. 按照《护士条例》的要求，申请护士执业注册应当具备的条件中错误的是
A. 在教学、综合医院完成8个月以上护理临床实习
B. 完成中等职业学校普通全日制3年以上的护理专业课程学习并取得相应学历证书
C. 通过国务院卫生主管部门组织的护士执业资格考试
D. 获得经省级以上卫生行政部门确认免考资格的普通中等卫生（护士）学校护理专业毕业文凭者，可以免于护士执业考试
E. 符合国务院卫生主管部门规定的健康标准

25. 患者，男，34岁。骑摩托车时遭遇车祸，右下肢骨折，大量出血，急诊入院。急诊科护士在医生到来前应立即
A. 为患者注射止痛药物
B. 给患者止血、测血压、建立静脉通路
C. 向保卫部门报告
D. 详细询问事故的原因
E. 劝慰患者耐心等待医生

26. 某患者因病需进行器官移植，术后恢复良好，心怀感激，多次向责任护士打听捐赠者家庭住址，想登门致谢。面对患者的请求，责任护士正确的做法是
A. 宣传捐献者事迹
B. 给患者捐赠者的电话，让其电话致谢
C. 婉拒患者的请求
D. 建议给予经济补偿
E. 与患者一道登门致谢

27. 患者，男，65岁，因前列腺肥大行手术治疗。术后一周医生告知患者晚上可能拔除尿管，但未开具医嘱。次日晨，护士因未给患者拔除尿管而受到患者及其家属抱怨，护士因此指责该医生。导致这次医护关系冲突的原因是
A. 角色心理差位　　B. 角色理解欠缺
C. 角色压力过重　　D. 角色权利争议
E. 角色期望冲突

28. 人体中，中医五行归类的"五体"是指
A. 爪、脉、肉、皮、骨　B. 筋、舌、肉、皮、骨
C. 筋、脉、肉、皮、骨　D. 筋、脉、肉、发、骨
E. 筋、脉、肉、皮、鼻

29. 六淫指的是
A. 风、寒、暑、湿、燥、火六种正常气候变化
B. 痰饮、瘀血、疠气等六种致病因素
C. 内风、内火、内寒、内湿、内燥、外火六种致病因素
D. 风、寒、暑、湿、燥、火六种外感病邪的统称
E. 外风、外湿、外燥、外暑、外火、内寒六种致病因素

30. 护士连续给女性发热患者测体温并绘制下图，其代表的热型是

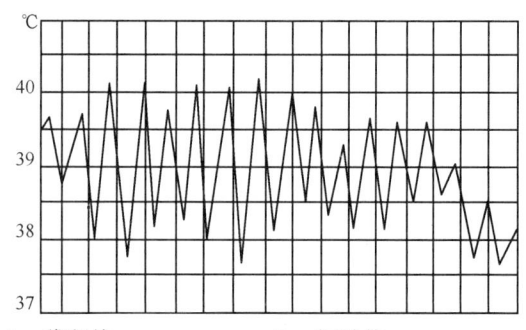

A. 稽留热　　　　　B. 间歇热
C. 不规则热　　　　D. 弛张热
E. 波浪热

31. 关于护理差错和医疗事故的区别，叙述错误的是
A. 因为医务人员责任心不强
B. 都分为四级
C. 都违反了法规

D. 后果不同

E. 都给患者带来了痛苦

32. 患者，女，55岁。因肺结核住院治疗，今早主诉昨晚夜间多梦易醒，下午医生开出医嘱：地西泮5mg，po，sos。但患者当晚睡眠良好，该项医嘱未执行。值班护士应于次日上午，在该项医嘱栏内

A. 用蓝笔写上"失效"　B. 用红笔写上"失效"

C. 用红笔写上"未用"　D. 用蓝笔写上"未用"

E. 用蓝笔写上"作废"

33. 患者，女，32岁。发热待查收入院。查体：体温39.9℃，脉搏130次/分，呼吸28次/分，血压110/70mmHg，神志清楚，急性病面容，患者诉头痛剧烈。入病区后，值班护士首先应

A. 立即通知医生诊治患者，及时执行医嘱

B. 询问病史

C. 备好急救药品及物品

D. 填写住院病历和有关护理表格

E. 自我介绍

34. 为了改善睡眠质量，老年人睡前宜

A. 加强活动　　　　B. 多饮水

C. 加餐　　　　　　D. 阅读兴奋书籍

E. 用热水泡脚

35. 胆囊摘除术后，患者病情稳定应采取

A. 俯卧位　　　　　B. 半坐卧位

C. 平卧位　　　　　D. 端坐位

E. 头高足低位

36. 食管癌的早期表现是

A. 消瘦　　　　　　B. 进行性吞咽困难

C. 呕吐　　　　　　D. 吞咽哽噎感

E. 持续性胸背痛

37. 孕妇缺钙最常见的症状是

A. 腰骶部疼痛　　　B. 下肢浮肿

C. 腓肠肌痉挛　　　D. 尿频

E. 妊娠高血压疾病

38. 不适于慢性肺源性心脏病代偿期特征的临床表现是

A. 发绀　　　　　　B. 呼吸困难

C. 颈静脉充盈　　　D. 主动脉瓣第一心音亢进

E. 肺部叩诊过清音

※39. 良性前列腺增生，哪种情况应选择手术治疗

A. 轻度梗阻　　　　B. 全身情况不良

C. 残余尿量20ml　　D. 无症状的

E. 引起肾功能不良

40. 一护生在某二级甲等医院完成毕业实习后，未通过护士执业资格考试。护理部考虑其在实习期间无护理差错，且内科护士严重短缺，因此聘其任内科护士。护理部的这种做法违反的是

A. 侵权责任法　　　B. 民法通则

C. 护士条例　　　　D. 护理机构管理办法

E. 医疗事故处理条例

41. 患者，女，54岁。因膀胱肿瘤需做膀胱镜检查，患者检查时应取

A. 膝胸卧位　　　　B. 截石位

C. 去枕仰卧位　　　D. 侧卧位

E. 端坐位

42. 高位截瘫患者出现排尿障碍，主要表现为

A. 少尿　　　　　　B. 尿潴留

C. 无尿　　　　　　D. 尿崩症

E. 尿失禁

43. 患者，男，45岁。乙肝史12年，近来自觉右上腹胀痛，首选的检查是

A. 腹腔镜　　　　　B. B超

C. 肝动脉造影　　　D. 核素肝扫描

E. MRI

44. 患者，男，26岁。因头痛、呕吐5日来院就诊。查体：患者步态不稳，站立时向后倾倒，医生高度怀疑为颅内肿瘤。根据以上表现，可能为颅内哪个部位的肿瘤

A. 大脑半球　　　　B. 鞍区

C. 松果体区　　　　D. 小脑蚓部

E. 脑干

45. 某初产妇，26岁，正常分娩后，子宫复旧符合正常规律的是

A. 产后2周在腹部扪及宫底

B. 产后6周子宫如孕50日大小

C. 产后6周子宫内膜全部修复

D. 产后6周时宫颈恢复正常形态

E. 产后第2周为血性恶露

46. 患者，女，30岁。妊娠10周，休息时胸闷、气急。查体：脉搏120次/分，呼吸22次/分，肺底有湿啰音，处理应是

A. 避免激动

B. 多休息，少活动

C. 立即终止妊娠

D. 控制心力衰竭后终止妊娠

E. 控制心力衰竭后继续妊娠

47. 孕中期孕妇监测的重点是

A. 避免病毒感染　　B. 确定基础血压

C. 做好分娩准备　　D. 定期产前检查

E. 防止胎儿畸形

48. 患者，男，36岁。因打架斗殴致左腰部被刺伤，查体：伤口处未见明显出血，但血压测不到，应考虑

A. 腰部挫伤　　　　　B. 肾蒂裂伤
C. 肾部分裂伤　　　　D. 肾全层裂伤
E. 肾挫伤

49. 患者,男,57岁。踝部挤压伤后出现局部红、肿、热、痛,边界不清,伴低热。应首先考虑为
A. 疖　　　　　　　　B. 痈
C. 脓肿　　　　　　　D. 丹毒
E. 急性蜂窝织炎

50. 服用磺胺类药物治疗尿路感染时,加服碳酸氢钠的作用是
A. 碱化尿液　　　　　B. 增加尿量
C. 抗炎　　　　　　　D. 保护尿路黏膜
E. 增加肾血流量

51. 患者,男,42岁。患尿毒症。在静脉输入5%碳酸氢钠溶液的过程中突然发生手足抽搐。首先应给予
A. 静脉注射地西泮　　B. 肌内注射地西泮
C. 静脉注射苯妥英钠　D. 口服碳酸钙
E. 静脉注射葡萄糖酸钙

52. 患者,男,40岁。尿毒症病情加重,出现恶心、呕吐、厌食、少尿2日,血清钾11mmol/L。若不紧急处理则可能导致
A. 窒息　　　　　　　B. 心力衰竭
C. 心搏骤停　　　　　D. 心律失常
E. 呼吸衰竭

53. 患者,女,40岁。平常嗜烟酒,有胆道结石病史。昨晚暴饮暴食后,出现左上腹疼痛。最可能的疾病是
A. 急性胰腺炎　　　　B. 胆道阻塞
C. 肝硬化　　　　　　D. 胆囊穿孔
E. 原发性肝癌

54. 患者,男,48岁。大面积烧伤后6小时入院。查体:心率120次/分,血压70/50mmHg,尿少。发生上述状况最可能的原因是
A. 创面细菌感染造成感染性休克
B. 大量水分蒸发造成脱水
C. 疼痛导致的生理反应
D. 大量红细胞丧失造成肺换气障碍
E. 大量液体从血管内渗出引起低血容量性休克

55. 患者,男,34岁。用力排便后出现肛门剧痛,无便血,检查见肛管皮下暗紫色肿块,有触痛。首先考虑的是
A. 肛裂　　　　　　　B. 血栓性外痔
C. 嵌顿性内痔　　　　D. 肛门皮下脓肿
E. 直肠息肉

56. 5岁女婴,出生史正常,喂养正常。现进行常规生长发育检查。该女婴的左手腕部X线摄片,可显示的骨化中心数量最多为
A. 4个　　B. 2个　　C. 0个
D. 5个　　E. 6个

57. 男婴,8个月,腹泻3天,大便15~16次/日,蛋花汤样。判断患儿脱水程度的评估指标不包括
A. 精神状态　　　　　B. 尿量
C. 前囟　　　　　　　D. 皮肤弹性
E. 肠鸣音

58. 患者,男,35岁。突然呕血1000ml,伴柏油样大便。首选的止血药为
A. 垂体后叶素　　　　B. 卡巴克洛
C. 酚磺乙胺　　　　　D. 维生素K
E. 抗血纤溶芳酸

59. 患者,女,52岁,教师。左颈肩痛半年,伴左手麻木1个月,诊断为颈椎病。以下诊断依据可靠的是
A. 颈肩部疼痛　　　　B. 手指麻木
C. 颈部活动受限　　　D. X线显示颈椎骨质增生
E. Hoffmann征(+)

60. 患者,男,24岁。乘车时右腿搭在左腿上,膝盖顶住前坐椅背,当突然刹车时,右膝部受撞击后髋关节不能活动,且右大腿后侧、小腿后侧及外侧和足部感觉消失。X线摄片:髋关节脱位合并髋臼骨折、股骨头骨折。该髋关节脱位的类型为
A. 前脱位　　　　　　B. 中心脱位
C. 后脱位　　　　　　D. 侧方脱位
E. 下脱位

61. 患者,男,50岁。有高血压史12年。喝酒后忽感头晕,随即倒地昏迷,被家人急送入院,入院拟诊为急性脑出血,查体:左侧偏瘫,血压200/110mmHg。下列对该患者的治疗原则错误的是
A. 控制血压　　　　　B. 降低颅压
C. 密切观察生命体征　D. 应用抗凝剂
E. 应用止血药

62. 患者,男,27岁。上呼吸道感染2周后,突然发生急性、对称性、弛缓性瘫痪,伴肢体的麻木不适感,拟诊为急性炎症性脱髓鞘性多发性神经炎。脑脊液检查出现特征性的表现为
A. 脑脊液细胞数量降低
B. 脑脊液混浊
C. 脑脊液血性
D. 脑脊液蛋白含量降低
E. 脑脊液蛋白-细胞分离现象

63. 患者,男,24岁。头额部摔伤后立即昏迷,送医院后逐渐清醒,2小时后再度昏迷。查体:呼

吸12次/分,脉搏60次/分。应考虑为
A．轻度脑挫裂伤　　B．脑震荡
C．急性硬膜下血肿　D．急性硬膜外血肿
E．重度脑挫裂伤

64．男婴,出生3日,出生时前囟为1.5~2cm,测量方法是
A．最长径线　　　　B．对边中点连线的长度
C．边长　　　　　　D．对角线长度
E．周长

65．易导致早产的高危因素是
A．妊娠晚期性交　　B．脐带绕颈一周
C．慢性输卵管炎　　D．骨盆狭窄
E．瘢痕子宫

66．患者,男,50岁。患原发性高血压12年,一直应用硝苯地平控制血压。该药的药理作用是
A．抑制水钠重吸收　B．抑制肾素释放
C．阻滞α受体　　　D．抑制血管紧张素Ⅱ生成
E．阻止钙离子进入心肌细胞

67．有机磷农药中毒时,代谢失常的神经递质是
A．多巴胺　　　　　B．乙酰胆碱
C．5-羟色胺　　　　D．肾上腺素
E．去甲肾上腺素

68．服用磺胺类药物治疗尿路感染时,加服碳酸氢钠的作用是
A．抗炎　　　　　　B．增加尿量
C．碱化尿液　　　　D．保护尿路黏膜
E．增加肾血流量

69．对类风湿关节炎的描述不正确的是
A．基本病变为滑膜炎
B．发病与自身免疫有关
C．不引起脏器损害
D．类风湿因子为阳性
E．有皮下结节示病情活动

70．患儿,女,体健,4岁半时应复种下列哪种疫苗
A．百白破疫苗　　　B．乙肝疫苗
C．脊髓灰质炎疫苗　D．甲肝疫苗
E．卡介疫苗

71．患者,女,60岁。急性心肌梗死,经溶栓治疗后,疼痛缓解,但出现缓慢性心律。常应用的药物是
A．美托洛尔　　　　B．呋塞米
C．硝酸异山梨酯　　D．硝酸甘油
E．阿托品

72．关于幻觉的概念,正确的是
A．客观刺激作用于感觉器官的感知体验
B．缺乏相应客观刺激时的虚幻知觉体验
C．对客观事物的胡思乱想
D．客观刺激作用于人脑的过程
E．对客观事物的错误感知

73．感知觉障碍不包括下列哪项
A．幻觉　　　　　　B．错觉
C．感知综合障碍　　D．内感性不适
E．思维破裂

※74．患者,男,66岁。有慢性支气管炎病史18年。近3日来发热、咳嗽、咳痰加重,痰液黏稠呈砖红色胶冻状。该患者最可能的诊断是
A．肺炎链球菌肺炎　B．克雷伯杆菌肺炎
C．军团菌肺炎　　　D．肺炎支原体肺炎
E．金黄色葡萄球菌肺炎

※75．患者,男,30岁。因反复咳嗽、咳大量脓痰5年,加重1周入院,诊断为支气管扩张。该患者在施行体位引流时,错误的是
A．夜间继续吸氧
B．引流在餐前进行
C．引流完毕后协助患者漱口
D．引流时间每次30分钟以上
E．引流时指导并鼓励患者有效咳嗽

76．患者,女,19岁。因突发呼气性呼吸困难1小时入院,过去5年每逢春季有类似发作史。查体:双肺满布哮鸣音,诊断为支气管哮喘。该疾病诊断的主要依据是
A．血液中嗜酸粒细胞增多
B．PaO_2和SaO_2降低,$PaCO_2$升高
C．胸透示横膈下降、肺透亮度增加
D．肺功能检测有阻塞性通气障碍
E．有反复发作史,呼气性呼吸困难和两肺广泛哮鸣音

77．患者,男,49岁。慢性咳嗽、咳痰10余年,气促、心悸3天入院。X线检查示肺动脉段明显凸出。该患者肺动脉高压的主要机制可能是
A．肺部感染　　　　B．红细胞增多
C．肺小动脉痉挛　　D．血液黏稠度增加
E．肺毛细血管床减少

78．患者,女,52岁。因慢性心力衰竭,长期低盐饮食及用利尿剂、洋地黄类药物治疗后,近日出现疲乏、食欲减退、淡漠、嗜睡等,应首先考虑其发生了
A．左心衰竭加重　　B．洋地黄类药物中毒
C．电解质紊乱　　　D．继发感染
E．消化不良

79．患儿,男,7岁。高热、昏迷、抽搐3日后因呼吸衰竭抢救无效死亡。为明确死因,最可靠的检查方法是
A．抽血分离病毒

B. 取脑组织分离病毒
C. 取脑脊液分离病毒
D. 血凝抑制试验
E. 特异性 IgM 抗体检查

80. 患儿，男，1岁半。出生时接种过卡介苗，常低热、盗汗，OT 1:2000，硬结直径 15mm，持续 7 日。提示
A. 有过结核感染　　　　B. 无结核感染
C. 变态反应　　　　　　D. 活动性结核
E. 接种过卡介苗后的反应

81. 患者，男，51岁。因出现右下肢发凉、怕冷就诊，医师让其平卧，患肢抬高 45°，3 分钟后出现麻木、疼痛、足部皮肤苍白，随后让其坐起，下肢自然下垂于床沿。此时，足部皮肤出现潮红色，提示患肢严重供血不足。该试验为
A. 波氏试验　　　　　　B. 屈氏试验 I
C. 屈氏试验 II　　　　　D. 肢体抬高试验
E. 勃格运动

82. 患者，男，29岁。因左小腿骨折被送至急诊室。护士为他做的最重要的工作是
A. 给镇痛药　　　　　　B. 提供一张床铺
C. 送一杯水，做好安慰　D. 做石膏托固定
E. 拿来夹板，临时固定

83. 患者，女，38岁。患甲状腺功能亢进半年，手术前服用碘剂治疗。此药的作用机制错误的是
A. 使甲状腺缩小变硬
B. 可以减少甲状腺的血流量
C. 抑制甲状腺素合成
D. 减少甲状腺球蛋白分解
E. 抑制甲状腺素释放

84. 患儿，女，9个月。在睡眠时常烦躁哭闹、入睡难。今晒太阳后突发全身抽搐 5 次，每次约 1 分钟，抽搐停止后精神如常。体温 37.5℃，诊断为维生素 D 缺乏性手足搐搦症。护士遵医嘱为其补钙，正确的方法是
A. 缓慢静脉注射　　　　B. 肌内注射
C. 补维生素 D 后，再补钙　D. 皮下注射
E. 口服补钙

85. 患儿，女，8个月。以"间断腹泻 3 个月，厌食 2 个月"入院。查体：患儿神志清楚，精神反应差，皮肤黏膜苍白。血常规：血红蛋白 75g/L，红细胞 $3.8\times10^{12}/L$。根据病情护士应考虑患儿为
A. 珠蛋白生成障碍性贫血
B. 生理性贫血
C. 营养性巨幼红细胞性贫血
D. 再生障碍性贫血
E. 营养性缺铁性贫血

86. 患者，女，55岁。入院后诊断为"亚急性细菌性心内膜炎"，需抽血做血培养。护士采集血标本时应抽血
A. 1～2ml　　B. 3～4ml　　C. 5～6ml
D. 7～8ml　　E. 10～15ml

87. 患者，男，45岁。一周来晨起眼睑水肿，排尿不适，尿色发红，血压偏高，疑为急性肾小球肾炎。采集 24 小时尿标本时，其正确的采集时间是
A. 晨 7 时至次日晨 7 时
B. 晨 11 时至次日晨 11 时
C. 午 12 时至次日午 12 时
D. 晚 7 时至次日晚 7 时
E. 晚 0 时至次日晚 0 时

88. 患儿，男，9个月。因间歇发热、咳嗽半个月，拟诊"支气管炎"，给予口服"氨苄西林"治疗。护士给患者做口腔护理时发现其口腔黏膜破溃，创面上附着白色膜状物，用棉签将附着物拭去后创面有出血。护士应该给他选用的口腔护理溶液是
A. 2%~3%硼酸溶液　　B. 0.9% NaCl 溶液
C. 甲硝唑溶液　　　　D. 2%碳酸氢钠溶液
E. 3%过氧化氢溶液

89. 患者，女，58岁。腹部手术后卧床，皮肤护理时需要预防压疮发生，因为长时间采取了易产生剪切力的下列哪种体位
A. 头高足低位　　　　B. 仰卧屈膝位
C. 半坐卧位　　　　　D. 仰卧中凹位
E. 左侧卧位

90. 患者，女，34岁。为协助胆道疾病诊断，需行十二指肠引流。正确体位是
A. 俯卧位　　　　　　B. 仰卧屈膝位
C. 侧卧位　　　　　　D. 头低足高位
E. 半坐卧位

91. 患者，男，42岁。因剧烈腹泻来诊，高度怀疑为霍乱。正在等待检查结果以确认诊断。此时，对该患者的正确处置方法是
A. 收住入本院消化科病房
B. 在留下联系电话后要求其回家等通知
C. 有护士陪伴时患者可外出活动
D. 在指定场所单独隔离
E. 要求患者尽快自行前往市疾控中心确诊

92. 患者，女，42岁。行子宫肌瘤切除术，医嘱"青霉素皮内试验"。错误的做法是
A. 如青霉素过敏须做皮试
B. 青霉素试验液的剂量是 20~50U
C. 青霉素试验液应现配现用

D. 询问患者最后一次使用青霉素的时间
E. 皮试前应准备急救药物

93. 患者，男，36岁。因食用不洁食物引起腹泻、呕吐。对纠正体内电解质失调有显著效果的溶液是
A. 浓缩白蛋白　　　　B. 右旋糖酐
C. 晶体溶液　　　　　D. 5%碳酸氢钠溶液
E. 5%葡萄糖溶液

※94. 患者，女，19岁。因患先天性心脏病、室间隔缺损，择期手术。在术中应输入的血液制品是
A. 红细胞悬液　　　　B. 冰冻血浆
C. 自体输血　　　　　D. 血小板浓缩悬液
E. 白细胞浓缩悬液

95. 患者，男，59岁。鼻饲喂食。正确测量胃管插入长度的方法是
A. 从鼻尖至耳垂至剑突的距离
B. 从眉心至剑突的距离
C. 从前发际至胸骨柄的距离
D. 从发际至鼻尖再到耳垂的距离
E. 从前发际至剑突的距离

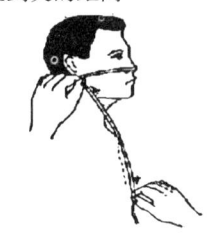

96. 患者，男，49岁。口腔术后1日，鼻饲进食。两次喂食间隔时间至少为
A. 4小时　　　　　　B. 3小时
C. 2小时　　　　　　D. 1.5小时
E. 1小时

97. 患者，男，57岁。医嘱明日上午9时在硬膜外麻醉下行腹部探查术。今晚、明晨需行大量不保留灌肠。灌肠过程中患者出现脉速、面色苍白、出冷汗。正确的处理方法是
A. 停止灌肠，通知医生
B. 降低液面，嘱患者深呼吸
C. 升高液面，快速灌入液体
D. 移动或挤捏肛管
E. 控制调节器，减慢液体灌入速度

98. 患者，女，48岁。因卵巢囊肿摘除术后感到疼痛，医生于下午4时开出医嘱：阿法罗定10mg, im, sos。此医嘱失效的时间是
A. 下午7时　　　　　B. 下午11时

C. 次日上午4时　　　D. 次日下午4时
E. 医生注明的停止时间

※99. 患者，女，68岁。股骨颈骨折，非手术治疗，持续皮牵引。护士为其制订的护理措施不恰当的是
A. 严格按照骨科制订的常规实施
B. 与医疗工作相协调
C. 能保证患者的安全
D. 具体、明确
E. 体现个体化的护理

100. 患者候诊时突然剧烈腹痛，面色苍白，出冷汗，呼吸急促。候诊室护士首先应
A. 让患者到患者少的科室看病
B. 安排患者提前就诊
C. 给患者测量血压
D. 安慰患者
E. 请医生加速诊疗速度

101. 患者，女，56岁。艾滋病患者。需要吸痰时，做法错误的是
A. 吸痰前洗手，戴好口罩、护目镜
B. 吸痰前应戴手套
C. 不与其他患者共用中心吸引系统
D. 用过的吸痰管及纱布装入高危品袋中焚烧
E. 吸痰后吸痰管误落地上，立即进行地面的清洁处理

102. 患者，女，42岁。因脊髓损伤致尿失禁，给予留置导尿管。下述护理措施正确的是
A. 随时倾倒尿液，并提高引流管
B. 每周更换集尿袋
C. 每月做尿常规检查1次
D. 每周用消毒棉球擦拭尿道口
E. 发现尿液混浊时进行膀胱冲洗

二、Ⅱ型题（A_3/A_4型题）：下列每个病例下设若干考题，请根据各考题题干所提供的信息，从每道题A、B、C、D、E五个备选答案中选择一个最佳答案，并在答题卡上将相应题号对应答案所属的方框涂黑。

（103～106题共用题干）
患者，男，30岁。半小时前因汽车撞伤头部入院，入院时已昏迷。

103. 仰卧时该患者容易发生压疮的部位是
A. 髋部　　　B. 骶尾部　　　C. 背部
D. 头部　　　E. 坐骨结节

104. 对于此患者应采取的护患关系模式是
A. 共同参与型　　　　B. 主动-被动型
C. 指导-合作型　　　 D. 并列互补型
E. 相互独立型

※105. 患者皮肤若因水肿而变薄，出现水疱，是属于压疮的
A. 淤血红润期　　　B. 溃疡期
C. 炎性浸润期　　　D. 坏死溃疡期
E. 败血症期

106. 该患者治疗无效不幸死亡。目前医学界主张判断死亡的诊断标准是
A. 瞳孔缩小　　　　B. 脑死亡
C. 呼吸停止　　　　D. 心搏骤停
E. 各种反射消失

（107~109题共用题干）
患者，男，60岁。近2个月来咳嗽，痰中带血，经抗感染、对症治疗后症状改善，但胸片示右肺门旁3cm×3cm左右肿块影，边缘模糊，右肺尖有钙化。吸烟，10年前曾患右上肺结核，已治愈，平素体健。

107. 为确诊最恰当的检查方法是
A. 痰脱落细胞学检查　　B. 经胸壁穿刺活检
C. 支气管纤维镜检查　　D. 胸部X线片
E. 纵隔镜检查

108. 该患者确诊为中央型肺癌，行右全肺叶切除术加淋巴结切除术，最不可能发生的并发症是
A. 出血　　　　　　B. 感染
C. 肺不张　　　　　D. 肺水肿
E. 腹泻

109. 该患者手术后第1日，其护理措施中错误的是
A. 协助患者深呼吸及咳嗽
B. 适当给予镇痛药
C. 24小时补液量控制在2000ml内
D. 取头低仰卧位引流排痰
E. 患者生命体征平稳后，协助其床旁站立移步

（110~112题共用题干）
患者，男，45岁。活动后突然出现剧烈头痛，喷射性呕吐，随后意识模糊，无肢体瘫痪，脑膜刺激征阳性，CT检查见高密度影，既往体健。

110. 该病最可能的诊断是
A. 脑梗死　　　　　B. 脑血栓形成
C. 脑出血　　　　　D. 蛛网膜下隙出血
E. 短暂性脑缺血发作

111. 本病最常见的病因是
A. 先天性脑动脉瘤　B. 脑动脉粥样硬化
C. 血小板减少　　　D. 凝血机制障碍
E. 高血压

112. 该患者病因诊断的主要依据是
A. 脑超声检查　　　B. MRI检查
C. CT检查　　　　　D. 脑血管造影
E. 脑脊液检查

（113~115题共用题干）
患者，女，68岁。2年前丈夫病故后，经常独自流泪，近1年来常出现记忆障碍。前几日，患者独自外出后未归，后被家人找到。

113. 该患者最可能是
A. 脑卒中　　　　　B. 妄想症
C. 抑郁症　　　　　D. 焦虑症
E. 早期阿尔茨海默病

114. 对于该疾病，目前临床最常用的治疗药物是
A. 抗焦虑药物　　　B. 抗抑郁药物
C. 抗躁狂药物　　　D. 乙酰胆碱酯酶抑制剂
E. 促进代谢药物

115. 社区护士家庭访视时，注意到其女儿照料患者的过程中采取以下做法，其中不正确的是
A. 为防止患者走失，不让其外出，把他整日关在家里
B. 在她衣服上写名字和家中电话
C. 尽量让患者自己的事情自己做
D. 让患者帮忙料理一些家务
E. 为帮助患者记忆，会常和她一起看过去的生活照片

（116~118题共用题干）
患儿，男，胎龄34周，日龄4日。出生体重为2105g。脉搏135次/分，呼吸佳，四肢能活动，全身皮肤红嫩。

116. 依据体重分类，此患儿属于
A. 极低出生体重儿　B. 巨大儿
C. 正常出生体重儿　D. 超低出生体重儿
E. 低出生体重儿

※117. 与此患儿外观特征不符的是
A. 足底布满纹路　　B. 皮肤薄嫩，胎毛多
C. 耳郭不清楚　　　D. 乳房无结节
E. 头发细如绒毛

118. 此患儿护理措施中错误的是
A. 晨间护理时室温调到27~28℃，相对湿度55%~65%
B. 与足月儿分开，实施保护性隔离
C. 喂养时首选母乳
D. 给予合适的体位，常采取侧卧位
E. 密切观察患儿病情，及时报告医生

（119、120题共用题干）
患者，男，33岁。因溺水后获救被送至医院急诊EICU，经抢救后，现患者呼吸心跳已经恢复。

119. 目前该患者应该重点进行的步骤是
A. 脑复苏　　　　　B. 一期复苏
C. 二期复苏　　　　D. 上呼吸机
E. 电除颤

120. 关于低温疗法的护理，哪一项是错误的
A. 不宜翻身和移动体位

B. 体温不低于32℃
C. 保持水、电解质平衡
D. 严密观察生命体征
E. 复温时先停冬眠药物，后撤降温

实践能力

一、Ⅰ型题（A_1/A_2型题）：请从各题A、B、C、D、E五个备选答案中选择一个最佳答案，并在答题卡上将相应题号对应答案所属的方框涂黑。

1. 如下图所示输卵管结扎术的所结扎输卵管的部位是
   A. A　　　　B. B　　　　C. C
   D. D　　　　E. E

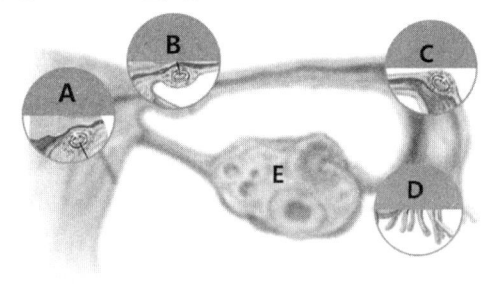

2. 患者，女，22岁。停经52日确诊为早期妊娠。患者要求流产，首选的人工终止妊娠方法是
   A. 人工流产钳刮术　　B. 人工流产负压吸引术
   C. 药物流产　　　　　D. 利凡诺引产
   E. 水囊引产

3. 某患者入院行宫颈癌根治术。术前1日，护士为其所做的准备工作中不包括
   A. 灌肠　　B. 备血　　C. 备皮
   D. 导尿　　E. 皮试

4. 某产妇，25岁。自然分娩后1小时在产房观察，责任护士应密切观察
   A. 泌乳量　　B. 会阴切口　　C. 心理状态
   D. 宫缩情况　　E. 体温

5. 某产妇，35岁。因胎儿宫内窘迫行低位产钳助产术娩出一活婴。产后3天诉会阴部疼痛难忍。查体：会阴部肿胀，左侧切口红肿、有触痛。以下处理不正确的是
   A. 红外线照射　　　　B. 50%硫酸镁湿敷切口
   C. 每日冲洗外阴　　　D. 取健侧卧位
   E. 1∶5000高锰酸钾溶液坐浴

6. 某孕妇，妊娠30周。因出现无诱因、无痛性阴道流血来院检查。此时一般不主动进行的检查是
   A. 测量血压　　B. 胎心监护
   C. 超声检查　　D. 腹部检查
   E. 阴道检查

7. 妊娠合并心脏病孕妇为避免加重负担，整个孕妇体重增加不应超过
   A. 25kg　　B. 10kg　　C. 5kg
   D. 15kg　　E. 20kg

8. 一般患者短时间肛门检查最常用的体位是
   A. 蹲位　　　　　　B. 膝胸卧位
   C. 左侧卧位　　　　D. 截石位
   E. 仰卧位

9. 患者，男，35岁。排便时肛门滴出鲜血。不痛，考虑该患者为
   A. Ⅰ期内痔　　　　B. Ⅱ期内痔
   C. 血栓性外痔　　　D. 混合痔
   E. 肛裂

10. 患者，男，41岁。诊断为胆总管结石。拟行胆总管切开取石、T管引流术。护士告知患者及家属放置T管的主要作用是
    A. 引流胆汁和减压　　B. 方便进行胆道冲洗
    C. 防止胆汁进入腹膜腔　D. 促进伤口引流
    E. 防止胆汁进入十二指肠

11. 患者，男，43岁。因胆道梗阻出现黄疸，尿中有胆红素，其尿液颜色为
    A. 淡黄色　　　　B. 红色
    C. 乳白色　　　　D. 酱油色
    E. 黄褐色

12. 某妊娠合并糖尿病产妇，孕期无其他合并症。于妊娠39周剖宫产一健康男婴。对于新生儿应重点监测的内容是
    A. 大小便　　B. 体重　　C. 黄疸
    D. 血糖　　　E. 体温

13. 葡萄胎患者手术后避孕的最佳方式是
    A. 针剂避孕病　　　B. 宫内节育器避孕
    C. 口服避孕药避孕　D. 皮下埋植法避孕
    E. 阴茎套，阴道隔膜

14. 孕妇，26岁。妊娠39周，上午家务劳动时突感胎动频繁，至傍晚胎动渐减弱、消失，急诊入院，听诊胎心音90次/分。下列护理措施不妥的是
    A. 左侧卧位，间断吸氧
    B. 行胎心监护
    C. 嘱孕妇增加营养和休息即可，继续观察病情
    D. 协助做好剖宫产的准备
    E. 做好新生儿的抢救和复苏准备

15. 患儿，男，8岁。以呕吐、惊厥、烦躁、高热3小时入院。查体：体温39.6℃，心率120次/分，右下肢呈半屈曲状，膝上部股骨下段处剧痛，局部红、肿、热伴有压痛，分层穿刺抽出混浊液体，涂片为脓细胞，初步诊断为化脓性骨髓炎。用抗生素抗感染治疗3日后，体温仍39.5℃。此时对患儿应采取的最重要治疗措施是

A. 应用镇痛药　　　　　B. 加大抗生素剂量
C. 卧床休息制动　　　　D. 手术开窗引流
E. 复方氨基比林肌内注射

16. 患者，男，58岁。患左侧腹股沟斜疝，半小时前背重物时疝块突然增大、不能回纳，疝块紧张发硬伴疼痛和压痛。考虑其可能是
A. 易复性疝　　　　　　B. 难复性疝
C. 滑动性疝　　　　　　D. 嵌顿性疝
E. 绞窄性疝

17. 早期诊断子宫内膜癌最常用的方法是
A. 超声检查　　　　　　B. 宫颈活检
C. 分段诊刮　　　　　　D. 宫颈刮片
E. 妇科检查

18. 处理良性葡萄胎时，下列哪项不对
A. 应取水疱送病理检查
B. 均应做预防性化疗
C. 40岁以上疑癌变者可考虑子宫切除
D. 吸宫术中预防子宫穿孔
E. 一旦确诊即行清宫

19. 患儿，女，1岁。诊断动脉导管未闭6个月。于3天前突发发热、咳嗽，近1天来，咳嗽、呼吸急促，三凹征明显，尿少，急诊入院。查体：体温38.2℃，脉搏158次/分，呼吸56次/分，肝肋下4cm。护士还可观察到的表现是
A. 周围血管征　　　　　B. 杵状指
C. 缺氧发作　　　　　　D. 蹲踞
E. 黄绿视

20. 患儿，男，3岁。以"腹泻2日、无尿7小时"入院。经过补液治疗后已开始排尿，护士按照医嘱给予继续补液，得知液体最多加入10%氯化钾6ml，请问补液量是
A. 100ml　　B. 200ml　　C. 300ml
D. 400ml　　E. 500ml

21. 患者，女，16岁，经期持续13日，量较多，诊断为功能失调性子宫出血，给予口服大剂量己烯雌酚治疗。患者询问用药的目的。正确的解释是
A. 促进女性生殖器官全面发育而止血
B. 短期内修复子宫内膜创面而止血
C. 促进子宫内膜呈分泌期而止血
D. 增强子宫平滑肌张力而减少出血
E. 促进子宫内膜迅速转化而止血

22. 患者，女，30岁。宫内妊娠43周，未临产，NST 2次无反应，OCT 10分钟内出现晚期减速2次，1周前E/C比值为15，现仅为7，下列处理正确的是
A. 吸氧后观察　　　　　B. 人工破膜
C. 缩宫素引产　　　　　D. 立即剖宫产

E. 口服雌激素

23. 胆道结石手术患者T管拔除之前，应先试夹管1～2日，同时注意重点观察
A. 意识、血压、腹痛　　B. 血压、呼吸、体温
C. 腹痛、体温、黄疸　　D. 脉搏、血压、黄疸
E. 腹痛、呼吸、体温

24. 某孕妇，G2P0，妊娠30周。规律下腹疼痛伴阴道血性分泌物6小时。查体：胎位LOA，心率138次/分，宫缩20秒/(7～8)分钟，宫缩力弱，肛查胎先露S_{-3}，宫颈宫缩，宫口可容一指尖。目前最恰当的处理措施是
A. 严密观察等待自然分娩
B. 滴注缩宫素加强宫缩
C. 阴道检查后确定分娩方式
D. 立即行剖宫产终止妊娠
E. 抑制宫缩保胎治疗

25. 高龄初产妇，妊娠39周。产程进展24小时，宫口开大4cm给予静脉滴注缩宫素后，宫缩持续不缓解，胎心98次/分，耻骨联合处有压痛，导尿时出现血尿。应考虑为
A. 前置胎盘　　　　　　B. 胎盘早剥
C. 痉挛性子宫　　　　　D. 先兆子宫破裂
E. 子宫收缩过强

26. 患者，女，53岁。右膝关节下持续性疼痛5日，以夜间为甚。查体：右膝关节下明显肿胀，皮温增高，静脉怒张，膝关节活动受限，X线检查胫骨上端可见Codman三角。该患者最可能是
A. 骨软骨瘤　　　　　　B. 骨巨细胞瘤
C. 骨肉瘤　　　　　　　D. 骨样骨瘤
E. 软骨肉瘤

27. 患者，男，55岁。诊断为颅内肿瘤，已行手术切除肿瘤，手术后颅内创腔放置引流。关于引流管的护理错误的是
A. 创腔引流瓶高度一般应与头部创腔保持一致
B. 引流管一般放置3～4日，待脑脊液转清即可拔管
C. 术后48小时内可随意改变引流瓶的高度
D. 术后早期引流量较多时可适当抬高引流瓶
E. 不可随意降低或抬高引流袋

28. 患者，女，33岁。经前乳房胀痛及出现肿块，月经后自行消退。应考虑
A. 乳腺癌　　　　　　　B. 乳腺纤维瘤
C. 乳腺肉瘤　　　　　　D. 乳腺囊性增生病
E. 乳管内乳头状瘤

29. 预防室性心律失常的最佳方法是
A. 适宜的锻炼　　　　　B. 保持情绪稳定
C. 良好的饮食习惯　　　D. 经常进行健康体检
E. 控制器质性心脏病病情

30. 患者，男，43岁。胃溃疡病史14年。近2个月出现无规律上腹疼痛，恶心、腹胀、食欲缺乏加重，体重下降，经过规则治疗无明显效果。大便潜血持续阳性。根据上述症状和体征，提示患者可能有

A. 幽门梗阻　　　　B. 胃溃疡合并出血
C. 胃溃疡合并穿孔　D. 胃溃疡合并恶变
E. 胃溃疡合并胃炎

31. 患者，男，43岁。因十二指肠溃疡并发瘢痕性幽门梗阻入院。术前护理中哪一项是特殊准备

A. 皮肤准备　　　　B. 心理护理
C. 每晚洗胃　　　　D. 术前用药
E. 备血，皮试

32. 患者，男，44岁。消化性溃疡5年，突发上腹部疼痛2小时，全腹部疼痛半小时入院。查体：急性病面容，全腹压痛、反跳痛。下列哪项体征最有助于诊断消化性溃疡合并穿孔

A. 腹肌紧张　　　　B. 肠鸣音消失
C. 腹式呼吸减弱　　D. 肝浊音界消失
E. 移动性浊音阳性

33. 乙型肝炎的主要传播途径是

A. 粪-口传播　　　　B. 水传播
C. 食物传播　　　　D. 血液传播
E. 媒介传播

34. 患者，男，40岁。患类风湿关节炎，近日来手足及膝关节肿胀，疼痛加重，活动后疼痛减轻，伴有食欲缺乏、乏力等不适。其护理措施不正确的是

A. 足底防护足板
B. 必要时使用夹板
C. 维持膝关节屈曲位
D. 取平卧位，脊背挺直
E. 卧床休息

35. 患者，女，20岁。急性白血病。实验室检查：白细胞 $43 \times 10^9/L$，红细胞 $3.0 \times 10^{12}/L$，血红蛋白 67g/L，血小板 $10 \times 10^9/L$。此时，应着重观察患者的

A. 活动耐力　　　　B. 尿量
C. 营养状况　　　　D. 颅内出血征兆
E. 月经量

36. 慢性左心功能不全最早出现的症状是

A. 咳粉红色泡沫痰　B. 心源性哮喘
C. 心源性水肿　　　D. 劳力性呼吸困难
E. 食欲缺乏

37. 患者，女，60岁。慢性咳嗽、咳痰30年，下肢水肿1年。近半个月咳嗽加重，痰量增加，为黄色脓痰。呼吸困难，腹胀明显，食欲缺乏，诊断为慢性肺源性心脏病，呼吸衰竭。对患者进行的健康教育，不妥的内容是

A. 可以长期应用抗生素预防呼吸道感染
B. 避免吸入刺激性气体
C. 尽量少去人多拥挤的地方，减少呼吸道感染的机会
D. 鼓励患者进行耐寒锻炼，如坚持冷水洗脸
E. 积极改善膳食结构，加强营养

38. 电动吸引器吸痰的适应证不包括

A. 手术后伤口疼痛不敢咳嗽者
B. 全麻后未清醒患者
C. 晚期癌症患者
D. 年老体弱无力排痰患者
E. 心力衰竭患者

39. 下列不属于医疗事故预防措施的是

A. 建立并完善各种规章制度和诊疗操作规范
B. 加强医德医风教育
C. 不断提高医疗护理技术
D. 严格控制探视
E. 积极改善服务态度

40. 容易燃烧的药物是

A. 维生素C　　　　B. 硝普钠
C. 过氧乙酸、糖衣片　D. 环氧乙烷
E. 甲肝疫苗

41. 患者，女，55岁。慢性肾小球肾炎5年，经住院治疗病情明显好转，医嘱尿蛋白定量检查。采集标本正确的方法是

A. 行导尿术　　　　B. 留24小时尿
C. 留中段尿5ml　　D. 随时留尿100ml
E. 睡前留尿100ml

42. 患者，男，50岁。因"神志不清、行为异常5日，昏迷1日"入院，既往有肝硬化病史8年。目前身体虚弱，生命体征尚平稳，四肢发凉。护士用热水袋为其进行保暖，正确的方法是

A. 热水袋内水温为70℃
B. 叮嘱家属随时更换袋内热水
C. 热水袋置于腹部
D. 热水袋水温与室温相同后撤走热水袋
E. 热水袋外裹毛巾

43. 患者，女，54岁。坐骨结节发生坏死溃疡期压疮，余无特殊。可给予的饮食类别是

A. 高蛋白，低维生素　B. 高蛋白，低膳食纤维
C. 高蛋白，高维生素　D. 低蛋白，高膳食纤维
E. 低蛋白，低维生素

44. 患者，男，52岁。因急性胃肠炎入院，患者诉严重腹胀、腹痛。护士为减轻患者疼痛，应给患者取

A. 俯卧位　　　　　B. 中凹卧位

C. 头高足低位　　　　D. 侧卧位
E. 端坐位
45. 患者，男，32岁。因肠梗阻入院，医嘱补钾，其浓度不应超过
A. 0.3%　　B. 0.5%　　C. 1%
D. 3%　　E. 5%
46. 患儿，女，2岁。因外伤行破伤风抗毒素过敏试验。20分钟后结果示局部皮丘红肿，硬结直径1.6cm，红晕直径4.1cm，自述有痒感。应采取的处理措施是
A. 将抗毒素分4次逐渐增加剂量注射
B. 在对侧前臂做对照试验后再注射
C. 待患者症状消失后再全量注射
D. 停用破伤风抗毒素
E. 将抗毒素分成4等份，分次注射
47. 休克型肺炎的患者应用抗生素和补液治疗。提示患者病情好转、血容量已补足的体征不包括
A. 口唇红润　　B. 心率快，120次/分
C. 尿量>30ml/h　　D. 收缩压>90mmHg
E. 四肢温暖
48. 患者，男，18岁。诊断为急性肾炎，护士在进行评估时，不需要收集的资料是
A. 母亲的过敏史　　B. 父亲的婚育史
C. 家族史　　D. 心理状态
E. 身高、体重
49. 某医院实行护理部主任-科护士长-病区护士长的护理管理模式，请问该医院管理的层次数是
A. 5级　　B. 4级　　C. 3级
D. 2级　　E. 1级
50. 大面积烧伤急救时，口渴患者应给予
A. 热开水　　B. 淡盐水
C. 纯净水　　D. 糖开水
E. 凉茶水
51. 再生障碍性贫血一般不出现的表现是
A. 面色苍白　　B. 皮肤紫癜
C. 肛周感染　　D. 肝、脾、淋巴结肿大
E. 全血细胞减少
52. 慢性肺源性心脏病患者肺、心功能失代偿期最突出的表现是
A. 呼吸困难加重，夜间更甚
B. 疲倦乏力，头晕心悸
C. 贫血
D. 多饮多食
E. 多尿
53. 患者，男，41岁。头痛1年，近2个月头痛加重，伴有喷射性呕吐。烦躁后出现意识障碍，左侧瞳孔缩小，后又散大，对光反应迟钝，右侧肢体运动障碍，呼吸加快。CT示左顶叶肿瘤。首先采取的急救措施应是
A. 20%甘露醇快速静脉滴注
B. 脑脊液体外引流
C. 去骨瓣减压
D. 气管插管，保持呼吸道通畅
E. 立即开颅切除肿瘤
54. 患儿，男，出生18日。生命体征平稳，母乳喂养，吸吮可。出院时护士应告知家长的正确指导是
A. 培养良好的生活习惯　　B. 预防外伤
C. 预防感染　　D. 训练按时排便
E. 及时添加蛋黄
55. 3个月婴儿，体重6kg，给予8%糖牛奶喂养，每日需要牛奶的量是
A. 660ml　　B. 460ml　　C. 580ml
D. 720ml　　E. 620ml
56. 患者，男，70岁。因慢性肺源性心脏病并发肺炎，右侧心力衰竭入院治疗。护士核对医嘱时，应提出质疑的是
A. 一级护理
B. 头孢美唑钠2.0g+5%葡萄糖100ml，ivgtt，q12h
C. 持续吸氧6L/min
D. 沐舒坦30mg+0.9%氯化钠100ml，ivgtt，tid
E. 氢氯噻嗪20mg，po，bid
※57. 患者，男，45岁。诊断为膀胱结石，行碎石术后，护士发现膀胱冲洗液颜色较红。正确的处理是
A. 立即送手术室　　B. 用冰盐水冲洗
C. 加快冲洗速度　　D. 尽快输新鲜血
E. 手动高压冲洗
58. 患者，女，62岁。高血压2期。对该患者进行健康教育时，下列哪一项不宜向她建议
A. 减肥　　B. 戒烟
C. 停止气功保健术　　D. 限制饮酒
E. 应低盐饮食
59. 患者，男，50岁。黏液脓血便伴里急后重2年，诊断为溃疡性结肠炎。近2周腹痛加重伴发热入院治疗。护士遵医嘱为患者保留灌肠治疗，正确的是
A. 灌肠液的温度为28℃
B. 灌肠宜保留5~10分钟
C. 肛管插入7~10cm
D. 液面距肛门60cm
E. 灌肠时取左侧卧位
60. 患者，男，70岁。以"肺源性心脏病"入院。身体评估时发现下列症状，其中提示其右心功能

不全的是
A．口唇发绀
B．呼吸急促
C．肝颈静脉回流征阳性
D．交替脉
E．双肺底可闻及散在湿啰音

61．患者，男，20岁。近来总是害怕自己和家人一出门就会撞车受伤，而整天躲在家中，也不让家人外出。诊断为焦虑症。护士对该患者的心理护理，不适宜的是
A．关注患者过多躯体不适的主诉
B．指导患者进行放松训练
C．鼓励患者倾诉内心感受
D．建立良好的治疗性护患关系
E．帮助患者认识症状

62．患者，男，52岁。1周前因"糖尿病并肺部感染"收入院。护士与患者家属的沟通中，错误的是
A．给予患者家属心理安慰
B．认真倾听患者家属的心声
C．指导患者家属对患者进行生活照顾
D．指导患者家属参与患者的治疗过程
E．尊重患者家属

63．患者，男，35岁。抑郁症患者。此次住院总是对护士说："我一事无成，我就是个废物"等。护士正确的处理是
A．告诉患者情绪较好的时候抓紧时间睡觉
B．告诉患者他已经够成功了
C．指导患者多卧床休息
D．调动患者积极情绪阻断负向思考
E．护士不应关注太多

64．患儿，男，1岁。咳嗽、喘憋、发热6日。查体：体温39.7℃，呼吸急促，口唇发绀，双肺可闻及干啰音，X线片示双肺大小不等的片状阴影，白细胞下降。最可能的诊断是
A．金黄色葡萄球菌肺炎　B．腺病毒肺炎
C．肺炎链球菌肺炎　　　D．真菌性肺炎
E．柯萨奇病毒肺炎

65．患者，男，56岁。哮喘病史20余年，近1周来咳嗽加重，大量脓痰不易咳出，心悸、乏力、表情淡漠、嗜睡。该患者首要的护理措施为
A．体位引流　　　　　　B．机械吸痰
C．高流量吸氧　　　　　D．湿化呼吸道
E．鼻导管低流量吸氧

66．患者，男，68岁。高血压史10年。2小时前看电视时突然跌倒在地，神志不清，急诊入院。查体：浅昏迷，血压150/100mmHg，脉搏64次/分。头颅CT如图所示。患者最可能发生了

A．脑肿瘤　　　　　　　B．高血压脑病
C．脑脓肿　　　　　　　D．脑梗死
E．脑出血

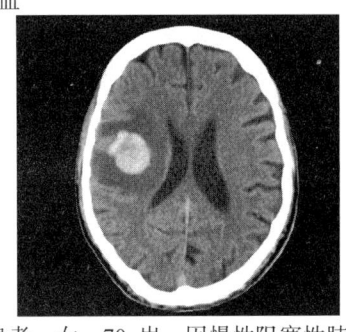

※67．患者，女，70岁。因慢性阻塞性肺疾病、Ⅱ型呼吸衰竭、肺性脑病入院。该患者不宜高浓度吸氧的主要原因是
A．避免导致氧中毒　　　B．加速二氧化碳排出
C．致痰液黏稠不易排出　D．诱发水电解质失衡
E．削弱对呼吸中枢的兴奋性

68．患者，男，25岁。左侧胸外伤后出现呼吸困难、发绀，胸壁伤处可听见空气进出的声音。首先考虑
A．闭合性气胸　　　　　B．开放性气胸
C．张力性气胸　　　　　D．进行性血胸
E．多根多处肋骨骨折

69．患儿，男，4岁。发热3日，双侧腮腺肿大2日，诊断为流行性腮腺炎。重点观察有无脑膜脑炎的时期是
A．发热后3日　　　　　B．起病时
C．发热后1周　　　　　D．腮腺肿大1周
E．腮腺肿大后3日

70．患儿，女，5岁。前1日其幼儿园同班好友被确诊为麻疹，家长非常紧张。护士应给予家长正确的健康指导是
A．饮用板蓝根冲剂
B．接种麻疹疫苗
C．可注射血清免疫球蛋白
D．每日室外活动1小时
E．隔离检疫10日

71．患者，男，43岁。发热、咳嗽2周，伴胸痛、气短、极度乏力，拟诊为艾滋病。血白细胞$4.0×10^9$/L，$CD4^+/CD8^+<1$，X线检查提示双肺间质性肺炎。不恰当的护理是
A．严格执行消毒隔离措施
B．加强与患者沟通，鼓励患者树立战胜疾病的信心
C．增加患者与亲友、家属沟通的机会，使其获得更多心理支持
D．安置患者于隔离病室内，病室外挂黄色标志进行严密隔离

E. 给予高蛋白、高热量、高维生素的清淡、易消化饮食

72. 刚出生的足月男婴，在给家长进行哺乳指导中，护士应告知的正确做法为
A. 乳房堵住新生儿没关系，他可自行处理
B. 两次哺乳间可添加糖水
C. 哺乳后立即换尿布
D. 若乳汁不够，加补奶粉
E. 按需哺乳

73. 患儿，男。早产儿，出生2日，出生1分钟Apgar评分4分。今晨抽搐3次，阵发青紫，哭声尖，前囟饱满，拒乳，脑脊液检查呈均匀血性，蛋白含量明显增高，查血糖 2.4mmol/L。最可能的诊断是
A. 新生儿低血糖症　　B. 新生儿颅内出血
C. 新生儿低血钙症　　D. 新生儿化脓性脑膜炎
E. 新生儿缺氧缺血性脑病

74. 患者，女，32岁。心悸、水肿、端坐呼吸入院，诊为肥厚型心肌病。护士采集健康史时，针对病因，首先应询问的是患者有无
A. 应用化疗药物　　B. 家族史
C. 居家装修史　　　D. 酗酒史
E. 病毒感染史

75. 患者，男，43岁。股骨颈骨折，石膏固定2小时后护士发现局部皮肤颜色发紫。此时护士应立即
A. 继续观察　　　　B. 报告医生
C. 局部按摩　　　　D. 拆松石膏
E. 局部垫海绵垫

76. 患者，男，45岁。炎热夏日在外高空作业2小时，出现大汗、口渴、头晕、胸闷。该患者可能出现了
A. 热射病　　　　　B. 日射病
C. 热痉挛　　　　　D. 轻度中暑
E. 先兆中暑

77. 患者，女，45岁。汽车撞伤左侧大腿，致股骨中段闭合性骨折，行骨牵引复位固定。牵引术后，下列护理能防止牵引过度的是
A. 鼓励功能锻炼
B. 将床尾抬高15～30cm
C. 定时测定肢体长度
D. 每日用70%乙醇滴牵引针孔
E. 保持有效的牵引作用

78. 患儿，男，8岁。右肱骨髁上伸直型骨折，手法复位后屈肘位石膏托固定1日。患儿诉右手疼痛，见手指苍白发凉。X线复查骨折整复良好。现应采取的主要措施是

A. 给予止痛剂
B. 给予安慰与关怀
C. 减小右肘屈曲度，另行固定
D. 抬高患肢，活动手指
E. 立即术前准备，手术探查肱动脉

79. 患者，女，67岁。患2型糖尿病21年。体检时发现下肢水肿，随即去门诊查尿蛋白（++），尿糖（+++），血糖 13.1mmol/L，血尿素氮和肌酐尚正常。提示患者可能已合并
A. 肾小球血管硬化　　B. 冠状动脉粥样硬化
C. 肾动脉粥样硬化　　D. 周围神经病变
E. 脑血管硬化

80. 患者，女，30岁，停经7周，阴道流血3日伴高热2日来院就诊，诊断为"流产合并感染"。目前最佳的治疗原则是
A. 立即清宫　　　　B. 积极控制感染
C. 保胎治疗　　　　D. 密切监测病情变化
E. 无须特殊处理

81. 患儿，男，5岁。诊断为急性特发性血小板减少性紫癜。与其临床表现不相符的是
A. 多见四肢、黏膜出血　B. 脾大和贫血
C. 多有畏寒、发热　　　D. 多见于儿童
E. 内脏出血

82. 患者，女，25岁。诊断为血小板减少性紫癜，检查唇和口腔黏膜有散在出血点，轻触牙龈出血。口腔护理时应特别注意
A. 棉球蘸水不可过湿，以防呛咳
B. 夹紧棉球防止遗留在口腔
C. 动作轻柔，勿损伤黏膜
D. 先取下义齿，避免操作中脱落
E. 擦拭时勿触及咽部以免恶心

83. 风湿性心脏病二尖瓣狭窄发生栓塞最常累及的部位是
A. 肠　　　B. 肾　　　C. 脑
D. 肺　　　E. 肝

84. 患者，男，65岁。因"呼吸衰竭"入院，住院期间应用呼吸兴奋剂。患者出现了何种情况时提示药物过量
A. 四肢湿冷　　　　B. 面色苍白
C. 呼吸深快　　　　D. 烦躁不安
E. 高热不退

85. 颈静脉怒张不出现于
A. 右侧心力衰竭　　B. 缩窄性心包炎
C. 心包积液　　　　D. 肝硬化腹水
E. 上腔静脉阻塞

86. 癫痫强直-阵挛发作的主要临床表现是
A. 全身抽搐及意识丧失

B. 短暂的意识障碍，无肢体抽搐
C. 发生时间短促，无意识障碍
D. 个别肢体抽搐，无意识障碍
E. 突然中止活动，呼之不应，持续约15秒后清醒，对发作无记忆

87. 引起支气管扩张最常见的病因是
A. 支气管结核
B. 支气管内结石
C. 胰腺纤维囊性病
D. 严重的支气管-肺组织感染
E. 肿瘤或支气管外肿大淋巴结压迫

二、Ⅱ型题（A₃/A₄型题）：下列每个病例下设若干考题，请根据各考题题干所提供的信息，从每道题A、B、C、D、E五个备选答案中选择一个最佳答案，并在答题卡上将相应题号对应答案所属的方框涂黑。

（88～90题共用题干）

患者，男，35岁。脊髓损伤致腰以下截瘫后1周转入，患者意识清醒，大小便失禁。

88. 该患者的护理问题不包括
A. 尿失禁   B. 社交孤立
C. 自理能力缺乏 D. 躯体移动障碍
E. 潜在的皮肤完整性受损

89. 住院期间，患者的工友来院探视，患者取半坐位与工友聊天4小时，结果护理体检时发现左侧坐骨结节处皮肤发红，翻身后持续不消退，局部皮温升高，患者主诉有轻微触痛。该患者的皮肤问题属于
A. 局部暂时性缺血 B. 压疮淤血红润期
C. 压疮炎性浸润期 D. 压疮坏死溃疡期
E. 局部血栓形成

90. 为预防其他部位压疮发生按摩时可用
A. 50%乙醇溶液   B. 石蜡油
C. 90%乙醇溶液   D. 松节油
E. 百部酊

（91～93题共用题干）

患者，女，30岁。妊娠39周，G1P0，枕左前位，临产18小时，胎心140次/分，宫缩为10～15分钟一次，持续30秒，宫缩高峰时子宫不硬，跨耻征阴性，宫口开大3cm。

91. 该产妇除宫缩乏力外，还应诊断
A. 潜伏期延长   B. 活跃期延长
C. 潜伏期缩短   D. 活跃期停滞
E. 第二产程延长

92. 下述护理哪项正确
A. 做好胎头吸引术的准备
B. 做好产钳术的准备

C. 继续观察，等待自然分娩
D. 遵医嘱静脉滴注缩宫素
E. 做好立即行剖宫产术的准备

93. 该产妇护理中不正确的是
A. 鼓励产妇进食
B. 做好心理护理
C. 指导产妇6～8小时排尿1次
D. 严密观察产程进展
E. 监测胎心

（94～97题共用题干）

患者，男，15岁。因突发剑突下钻顶样剧烈疼痛而入院。自诉疼痛呈间歇性，发作时疼痛剧烈，辗转不安，大汗淋漓，可突然自行缓解，缓解期无任何症状。体检示：剑突下有轻度深压痛。白细胞$11.5×10^9/L$。

94. 根据该患者的临床表现，应考虑为
A. 急性胆囊炎   B. 急性胆管炎
C. 胆囊穿孔   D. 胆道蛔虫症
E. 慢性胆囊炎

95. 为明确诊断，首选的检查是
A. X线腹部平片 B. CT
C. B超   D. MRI
E. PTC

96. 血常规检查可见
A. 嗜碱性粒细胞比例升高
B. 嗜酸性粒细胞比例升高
C. 中性粒细胞比例升高
D. 淋巴细胞升高
E. 血小板升高

97. 应采取的处理方案是
A. 急诊手术   B. 择期手术
C. ERCP术   D. 无须特殊处理
E. 非手术治疗

（98～101题共用题干）

患者，男，35岁。因"头部外伤"急诊入院。浅昏迷。CT提示颅内血肿，脑挫裂伤。在全麻下行颅内血肿清除术。

98. 患者术后返回病房，正确的体位是
A. 侧卧位   B. 去枕仰卧位，头偏向一侧
C. 头高足低位   D. 头低足高位
E. 中凹卧位

99. 术后第2日，患者应采取的体位是
A. 头高足低位   B. 半卧位
C. 头低足高位   D. 中凹卧位
E. 俯卧位

100. 术后第2日采取此卧位的目的是
A. 促进排痰   B. 利于呼吸

C．便于观察瞳孔　　D．促进引流

E．预防脑水肿

101．【假设信息】患者出现躁动，使用约束带时护士需重点观察

A．呼吸情况　　　　B．血压情况

C．约束时间　　　　D．末梢血液循环

E．伤口渗血情况

（102～104题共用题干）

患者，男，9岁，体重38kg，身高140cm，平时喜吃甜食和肥肉，拒绝运动，无继发性疾病，初诊为单纯性肥胖。

102．该患儿肥胖程度为

A．超重　　　　　　B．轻度肥胖

C．中度肥胖　　　　D．重度肥胖

E．极重度肥胖

103．该患儿首要的护理诊断为

A．生长发育的改变

B．有感染的危险

C．营养失调：低于机体需要量

D．有营养失调：高于机体需要量的危险

E．营养失调：高于机体需要量

104．该患儿的护理措施，正确的是

A．低脂，低糖和高蛋白饮食

B．少进食，饥饿时可吃零食

C．使用药物治疗

D．选择远动量大的运动，使运动后感到疲劳

E．体重减至正常，立即停止体育运动

（105～107题共用题干）

患者，女，42岁。因甲状腺功能亢进症收入院治疗。昨日洗澡受凉出现高热、咳嗽，遵医嘱予以控制感染、对症治疗。今晨突然出现烦躁不安、大汗淋漓、恶心，呕吐胃内容物3次，测体温39.3℃，脉搏140次/分，呼吸27次/分，血压130/90mmHg。

105．你认为该患者可能发生的病情变化是

A．感染性休克　　　B．甲状腺危象

C．输液反应　　　　D．急性肺水肿

E．低血糖反应

106．出现该病情变化的主要诱因是

A．水、电解质紊乱　B．睡眠型态紊乱

C．焦虑　　　　　　D．未及时服药

E．感染

107．护士应立即采取的护理措施是

A．将患者安置在安静低温的环境中

B．预防和尽快控制感染

C．坚持治疗，不自行停药

D．口腔护理

E．预防压疮

（108～111题共用题干）

患者，女，56岁。肝癌晚期，癌细胞广泛转移，伴有剧烈疼痛而急诊入院。入院时间为下午3时30分。体格检查：腋温38.5℃，脉搏110次/分，呼吸28次/分，血压80/50mmHg。

108．入院时间的记录方法正确的是

A．在体温单40～42℃栏内蓝笔横行书写

B．在体温单<35℃栏内蓝笔纵行书写

C．在体温单40～42℃栏内红笔纵行书写

D．在体温单<35℃栏内红笔纵行书写

E．蓝笔在体温单单底栏蓝笔书写

109．生命体征的绘制方法，正确的是

A．脉搏的记录符号为红"○"

B．体温的记录符号为蓝"×"

C．呼吸的记录符号为红"●"

D．心率以蓝"●"表示

E．物理降温后的体温以红"×"表示

110．给予物理降温后，复测体温为38.7℃，护理人员应

A．在降温后体温的相应纵栏内以红"●"表示

B．在降温后体温的相应纵栏内以蓝"×"表示

C．重新测量，核实后记录

D．在相应时间栏内以红"○"表示

E．在相应时间栏内以蓝"●"表示

111．结合实验室检查：白细胞11.9×10^9/L，红细胞沉降率26mm/h。心电图V_1～V_5导联ST段抬高。诊断为急性广泛前壁心肌梗死。需立即执行的医嘱是

A．内科护理常规

B．血常规

C．哌替啶50mg，肌内注射，st

D．10%葡萄糖溶液500ml+10%氯化钾溶液15ml+胰岛素8U，静脉滴注，qd

E．一级护理

（112、113题共用题干）

某经产妇，35岁，妊娠40周，因阴道分娩后子宫收缩乏力导致阴道流血不止。给予子宫按摩及使用宫缩剂，止血效果差，阴道流血达1000ml。产妇贫血貌，四肢湿冷，心率128次/分，呼吸37次/分，血压80/50mmHg，遵医嘱行宫腔填塞无菌纱布。

112．无菌纱布条留置宫腔的时间是

A．8小时　　B．12小时　　C．16小时

D．24小时　E．72小时

113．宫腔填塞无菌纱布条后应警惕的是

A．宫底高度下降　　B．感染

C．子宫缩小　　　　D．纱布条脱出

E．宫腔内继续出血，但阴道未见出血的止血假象

（114~116题共用题干）

患者，女，因车祸导致呼吸心跳骤停，经抢救初期复苏成功后，立即送往医院进行二期复苏及后期复苏。

114．该患者使用复苏药物的最佳途径是
A．静脉注射　　　　B．心内注射
C．肌内注射　　　　D．皮下注射
E．气管内给药

115．该患者应用复苏药的目的不包括
A．预防感染　　　　B．防治脑水肿
C．防治心律失常　　D．纠正急性酸中毒
E．激发心脏复跳并增强心肌收缩力

116．该患者监测血压过低，应选用的药物为
A．阿托品　　　　　B．肾上腺素
C．去甲肾上腺素　　D．利多卡因
E．碳酸氢钠

（117、118题共用题干）

患者，男，36岁。因车祸撞伤腹部7小时，就诊时血压75/60mmHg，脉搏100次/分，烦躁不安，皮肤黏膜发绀，多处出现瘀点与瘀斑，四肢湿冷，腹腔穿刺有不凝固血液抽出。

117．对该患者的抢救应首先
A．应用血管活性药物　B．吸氧，应用抗生素
C．及时纠正酸中毒　　D．使用强心药物
E．迅速补充血容量

118．患者皮肤出现瘀斑的原因是
A．弥散性血管内凝血　B．小血管痉挛
C．小血管过度扩张　　D．急性心力衰竭
E．酸中毒

（119、120题共用题干）

患者，男，24岁。车祸导致右下肢骨折，大量出血，送来医院后出现血压下降、脉搏细速、四肢湿冷等休克体征。护士在紧急情况下为抢救患者生命实施必要的紧急救护。

119．以下紧急救护措施不当的是
A．必须依照诊疗技术规范
B．必须有医师在场才能展开救护工作
C．根据患者的实际情况和自身能力展开紧急救护
D．立即通知医生
E．避免对患者造成伤害

120．护士的急救保护了患者的
A．人格受到尊重的权利　B．参与治疗的权利
C．选择诊疗方式的权利　D．知情同意权
E．享有平等的医疗服务的权利

模拟试题二

专业实务

一、I型题（A₁/A₂型题）：请从各题A、B、C、D、E五个备选答案中选择一个最佳答案，并在答题卡上将相应题号对应答案所属的方框涂黑。

1. 糖皮质激素用于治疗哮喘的主要作用是
 A. 降低痰液黏稠度　　B. 抑制气道炎症反应
 C. 舒张支气管平滑肌　D. 抑制咳嗽中枢
 E. 兴奋呼吸中枢
2. 硬膜外麻醉最严重的并发症是
 A. 尿潴留　　　　　　B. 全脊髓麻醉
 C. 呼吸变慢　　　　　D. 血压下降
 E. 血管扩张
3. 下列因素中最易引发早产的是
 A. 轻度贫血　　　　　B. 骨盆狭窄
 C. 羊水偏少　　　　　D. 子宫畸形
 E. 慢性乙肝
4. 产后血性恶露持续的时间一般是
 A. 1～2日　　　　　　B. 3～4日
 C. 8～10日　　　　　 D. 10～15日
 E. 15～20日
5. 判断有无排卵最简单的方法是
 A. 输卵管通畅术　　　B. 阴道脱落细胞学检查
 C. 子宫颈黏液检查　　D. 激素水平测定
 E. 基础体温测定
6. 分娩时持续性枕横位最早导致的母婴损伤是
 A. 产后出血　　　　　B. 宫颈水肿
 C. 胎膜早破　　　　　D. 脐带脱垂
 E. 子宫破裂
7. 患者，男，65岁。静脉滴注阿米卡星后出现肾衰竭，其病因属于
 A. 肾前性　　　　　　B. 肾性
 C. 肾后性　　　　　　D. 功能性
 E. 混合性
8. 患者，女，33岁。低热伴关节肿痛4个月，轻度贫血，抗核抗体（+），抗双链DNA抗体（+），疑患系统性红斑狼疮。治疗首选的药物是
 A. 糖皮质激素　　　　B. 抗生素
 C. 免疫抑制剂　　　　D. 非甾体抗炎药
 E. 柳氮磺胺吡啶
9. 某病毒性心肌炎患者出院时，护士嘱其限制重体力活动，预防病毒的重复感染。其目的是预防哪种疾病的发生
 A. 风湿性心瓣膜病　　B. 扩张型心肌病
 C. 肥厚型心肌病　　　D. 二尖瓣脱垂
 E. 限制型心肌病
10. 关于肝性脑病患者饮食护理的叙述，正确的是
 A. 每日总热量以脂肪为主
 B. 血氨偏高者限制蛋白质摄入
 C. 病情好转后主要选择动物蛋白
 D. 应控制饮食中维生素C的摄入
 E. 日饮水量不少于2000ml
11. 患者，女，诊断为外阴阴道假丝酵母菌病。关于该病错误的表述是
 A. 外阴奇痒难忍
 B. 白色豆渣样白带
 C. 阴道黏膜有白膜，拭后露出红肿黏膜
 D. 确诊需要在镜下找芽孢或假菌丝
 E. 首选药物是青霉素和链霉素
12. 会阴侧切除手术后护理措施不正确的是
 A. 嘱产妇向健侧卧位
 B. 会阴后侧切伤口于术后第5日拆线
 C. 会阴护理每天2次
 D. 伤口流脓应延期拆线
 E. 伤口肿痛可湿热敷
13. 溶血性链球菌感染的脓液特点是
 A. 脓液稠厚，黄色无臭　B. 灰白，无臭
 C. 绿色，有腥臭味　　　D. 有特殊臭味
 E. 脓液稀薄，淡红色
14. 尿沉渣显微镜检查对肾盂肾炎的诊断最有价值的是
 A. 颗粒管型　　　　　B. 白细胞管型
 C. 蜡样管型　　　　　D. 红细胞增多
 E. 透明管型
15. 患者，女，17岁。右手示指红、肿、热、痛，伴搏动性疼痛，手下垂疼痛加剧。该患者可能的诊断是
 A. 甲沟炎　　　　　　B. 甲下脓肿

C. 急性化脓性腱鞘炎　　D. 脓性指头炎
E. 化脓性滑囊炎

16. 腹膜炎引起的肠梗阻属于
A. 机械性单纯性肠梗阻　B. 机械性绞窄性肠梗阻
C. 麻痹性肠梗阻　　D. 血运性肠梗阻
E. 痉挛性肠梗阻

17. 患者，女，39岁。行右侧乳腺癌根治术，术后生命体征平稳。家属探视时感觉伤口处包扎过紧，问护士"为什么包得这么紧啊？"护士的正确解释是
A. 防止感染　　B. 保护伤口
C. 利于肢体功能恢复　　D. 有利于引流
E. 防止皮瓣坏死

18. 患者，女，35岁。痔手术后3日。关于饮食指导的描述错误的是
A. 少吃水果蔬菜　　B. 均衡饮食
C. 多喝水　　D. 避免辛辣食物
E. 避免油炸食物

19. 患者，女，7岁。因突起寒战、高热39.6℃伴左下肢疼痛3日而入院。该患儿一周前有咳嗽、咽痛等症状，未予重视。查体：患儿左下肢呈半屈曲状，胫骨上段处压痛，周围肌痉挛，因疼痛抗拒做主动与被动运动，局部皮温增高。为明确诊断并指导治疗，必须做下列哪项检查
A. 血常规　　B. 血培养
C. MRI检查　　D. X线检查
E. 局部分层穿刺

20. 患者，男，35岁。从桌位上摔下后出现左肘关节处肿胀疼痛。可以鉴别肱骨髁上骨折和肘关节后脱位的表现是
A. 手臂功能障碍
B. 肘部剧烈疼痛
C. 是否是开放性损伤
D. 肘后三角关系是否失常
E. 是否可触及尺骨鹰嘴

21. 患儿，男，3岁。因"腹泻脱水、电解质紊乱"入院，已补液治疗6小时。现患儿出现眼睑水肿，最可能的原因是
A. 血容量未恢复　　B. 输入电解质溶液过多
C. 酸中毒未纠正　　D. 输入葡萄糖液过多
E. 补液量不足

22. 患儿，女，8个月。发热、腹泻3日，大便每日12～14次，为黄色稀水便，量较多，尿量较少，偶有呕吐。查体：体温39.3℃，哭无泪，烦躁，皮肤弹性差。应该做以下哪项检查
A. 粪常规+血培养+血电解质测定
B. 粪常规+血常规+血电解质测定
C. 粪常规+血气分析+血电解质测定
D. 粪常规+血常规+粪病毒分析
E. 粪常规+血常规+粪培养

23. 患者，女，25岁。体检发现卵巢囊肿直径5cm，今在排练舞蹈旋转时，突感左下腹持续疼痛，且逐渐加剧。局部压痛，拒按。最可能发生卵巢囊肿的那种并发症
A. 破裂　　B. 内出血　　C. 感染
D. 蒂扭转　　E. 恶性变

24. 患者，女，55岁。绝经5年，近1个月阴道水样白带，近半个月出现阴道间断少量流血，查子宫颈光滑，宫体稍大且软，附件未扪及。其正确的护理评估应除外
A. 分段诊断性刮宫　　B. 宫腔镜检查
C. B型超声检查　　D. 按子宫内膜癌评估
E. 阴道镜检查

25. 初孕妇，来医院行产前检查，其宫高为剑突下2指，则该孕妇的妊娠周数大约为
A. 20周　　B. 24周　　C. 28周
D. 32周　　E. 36周

26. 慢性胃炎患者应避免口服
A. 多潘立酮　　B. 甲氧氯普胺
C. 泼尼松　　D. 庆大霉素
E. 链霉素

27. 患者，男，50岁。患肝硬化，主述乏力，纳差。查体：神志清，轻度黄疸，肝脾轻度大，腹部叩诊有移动性浊音。胃镜提示食管-胃底静脉中度曲张。护士在给患者做饮食指导时，不恰当的指导是
A. 高热量饮食
B. 多食含粗纤维食物以保持大便通畅
C. 适量脂肪饮食
D. 低盐，适量限水
E. 高蛋白饮食

28. 患者，女，32岁。因公司聚餐，大量进食后出现剧烈腹痛入院。实验室检查：血淀粉酶2000U/L，血钙6mmol/L，初步诊断为急性胰腺炎。该患者的饮食护理应为
A. 禁食　　B. 流质
C. 半流质　　D. 普食
E. 高热量、低脂饮食

29. 乳房深部脓肿诊断依据是
A. 皮肤红肿　　B. 发热
C. 乳房胀痛　　D. 穿刺抽脓
E. 局部波动感

30. 患者，女，39岁。阑尾穿孔合并腹膜炎手术后第6日，体温39℃，伤口无红肿，大便次数增

多，混有黏液，伴里急后重。该患者可能并发了
- A. 肠炎
- B. 肠粘连
- C. 膈下脓肿
- D. 盆腔脓肿
- E. 细菌性痢疾

31. 采集血标本下列哪项说法不正确
- A. 血清标本应在晨起空腹时抽血
- B. 血气分析应取静脉血
- C. 严禁从输液、输血针头处采血
- D. 全血标本采集后注入抗凝管，轻摇匀
- E. 血气分析需加盖抗凝

32. 患者，男，60岁。因患消化道大出血入住ICU。病情缓解后，患者对护士说："我见不到我家人，心里很不舒服"。这表明该患者存在
- A. 安全需要
- B. 生理需要
- C. 爱与归属的需要
- D. 自我实现的需要
- E. 尊敬与被尊敬的需要

33. 禁止静脉注射的药物是
- A. 呋塞米
- B. 毛花苷C
- C. 10%氯化钾溶液
- D. 10%葡萄糖酸钙溶液
- E. 5%葡萄糖溶液

34. 护士问患者："您一直是用中药控制血脂的吗？"这种提问方式的优点是
- A. 患者就可以更好地阐释自己的观点
- B. 护士可以在短时间内获得需要的信息
- C. 护士可以获得更多资料
- D. 护士可以获得更加真实全面的资料
- E. 患者可以更加全面地介绍自己的情况

35. 患者，女，50岁。最近血压波动在（160～170）/（90～95）mmHg，诊断为高血压，属于
- A. 舒张期高血压
- B. 收缩期高血压
- C. 1级高血压
- D. 2级高血压
- E. 3级高血压

36. 治疗支原体肺炎的首选抗生素是
- A. 庆大霉素
- B. 青霉素
- C. 红霉素
- D. 头孢噻肟
- E. 诺氟沙星

37. 关于幻觉的定义为
- A. 对客观事物的错误感知
- B. 客观刺激作用于人脑的过程
- C. 缺乏相应客观刺激时的知觉体验
- D. 对客观事物的胡思乱想
- E. 客观刺激作用于感觉器官的感知体验

※38. 医院护理质量要求进行标准化管理，下列关于标准化说法错误的是
- A. 是科学制定标准和观察执行标准的全部活动
- B. 包括标准的制定和执行
- C. 护理质量标准
- D. 可以使护理工作更科学、更规范
- E. 是衡量护理质量的准则，以患者满意为标准

※39. 下列关于基本饮食的叙述，正确的是
- A. 所有的患者都可采用普通饮食
- B. 流质饮食只能短期使用
- C. 半流质饮食提供的蛋白质为每日70～90g
- D. 软质饮食要求每日5～6次
- E. 面条、豆腐属于流质饮食

40. 预防保健门诊士不能从事的工作内容是
- A. 疾病普查
- B. 健康检查
- C. 健康教育
- D. 开具处方
- E. 预防接种

41. 护士在工作中观察患者病情的最佳方法是
- A. 经常与患者交谈，增加日常接触
- B. 多倾听交班护士的汇报
- C. 经常查看病历记录
- D. 加强医护之间的沟通
- E. 多与家属交谈，了解患者需要

42. 患者，男。因阑尾炎导致腹膜穿孔，手术后一般情况差，痰液堵塞气管不易咳出，医嘱立即吸痰。在吸痰过程中可采用的护理措施不包括
- A. 每次吸痰不超过15秒，以免窒息
- B. 叩拍胸背部
- C. 增加吸引器负压
- D. 吸痰用物每日更换1～2次
- E. 滴入化痰药物

43. 患者，男，31岁。因梗阻性肥厚型心肌病入院治疗，患者常有胸痛症状出现，护士需告知其避免胸痛发作的诱因，其中不包括
- A. 长时间卧床
- B. 持举重物
- C. 情绪激动
- D. 饱餐
- E. 突然屏气

※44. 患者，女，44岁。腹胀腹痛，诊断为阿米巴痢疾入院。医嘱：留取粪便做阿米巴原虫的检查。护士在留取大便标本时要将容器加热的目的是
- A. 避免污染变质
- B. 降低假阴性
- C. 降低假阳性
- D. 保持原虫活力
- E. 使患者舒适

45. 患者，男，35岁。支气管哮喘急性发作3日入院，医嘱鼻导管吸氧，护士遵医嘱给氧。错误的操作是
- A. 导管插入长度为鼻尖到耳垂的2/3
- B. 插管前检查导管是否通畅
- C. 停用氧气时先关流量表
- D. 给氧期间不可直接调节氧流量
- E. 先调节好流量再插管

46. 患者，男，72岁。因心力衰竭绝对卧床，近日

骶尾部有破溃，护士观察后认为是压疮的炎性浸润期。主要判断依据是
A．创面上有脓性分泌物　B．皮肤呈紫色
C．骶尾部红肿　　　　　D．有痛感和麻木感
E．有皮下硬结并有水疱

47．患者，男，65岁。因肝硬化失血性休克急诊入院，医嘱给予特级护理。以下不符合特级护理要求的是
A．严格实施床旁交接班制度
B．严密观察病情状况
C．保持患者的舒适和功能体位
D．每3小时监测生命体征1次
E．由护理人员完成基础护理

48．患者，男，67岁。糖尿病酮症酸中毒，处于昏迷状态，为其进行口腔护理应特别注意
A．动作轻柔
B．夹紧棉球
C．活动义齿可放入消毒液中浸泡备用
D．禁忌漱口
E．用开口器时，从门齿处放入

49．患者，男，70岁。因心房颤动收入院，住院期间出现心音强弱不等，心律不规则，心率快慢不一，脉搏细速。护士为其测量脉搏时，错误的方法是
A．测量前使患者安静
B．应由两名护士同时测量心率和脉率
C．记录脉率符号用红点
D．记数30秒，将所测得数值乘以2
E．不能用拇指诊脉

50．关于口服避孕药的避孕原理，以下不恰当的是
A．抑制排卵
B．改变输卵管功能
C．抑制子宫内膜增生
D．改变阴道分泌物性状
E．改变子宫黏液性状

51．患者，男，38岁。医生给患者做乙状结肠镜检查，该患者体位应是
A．头低足高位　　　B．头高足低位
C．俯卧位　　　　　D．屈膝仰卧位
E．膝胸卧位

52．患者，女，34岁。因肺炎住院治疗，患者出院后，护士做终末消毒时，应用紫外线消毒空气，不正确的是
A．有效距离不超过1m，时间不少于30分钟
B．灯亮5分钟后开始计时，照射30分钟
C．应先将患者病室打扫干净
D．用乙醇擦净灯管表面灰尘
E．卧床患者应遮盖皮肤、眼睛

53．患者，女，34岁。患肺结核。对其使用过的餐具及便器浸泡消毒应用
A．含有效氯1∶5的消毒液，15分钟
B．含有效氯0.2%的消毒液，30分钟
C．含有效氯2∶5的消毒液，15分钟
D．含有效氯0.02%的消毒液，30分钟
E．含有效氯0.01%的消毒液，10分钟

54．一新入院患者，医嘱做青霉素皮试，但该护士忘记给患者做皮试，就给患者输注了青霉素，结果导致患者因过敏性休克死亡。此事故属于
A．一级医疗事故　　　B．二级医疗事故
C．三级医疗事故　　　D．四级医疗事故
E．护理差错

55．患者，女，63岁。因咳嗽、咳痰、气喘、呼吸困难，采用氧气雾化吸入治疗。氧气雾化的原理是
A．利用负压作用　　　B．利用虹吸作用
C．利用液体静压作用　D．利用高速气流作用
E．利用动力作用

※56．患者，女，38岁。因尿路感染接受输液治疗。护士小李上夜班巡视病房，发现患者的输液管不滴，注射部位肿胀、疼痛、无回血。根据此情况，应采取的措施是
A．用热毛巾敷穿刺血管部位
B．拔针，更换针头，另选血管穿刺
C．抬高肢体位置
D．抬高输液瓶的高度
E．用力挤压输液管，直至输液通畅

57．患者，男，45岁。便血量较多，体质瘦弱，做颈外静脉穿刺，给静脉高价营养液治疗。关于颈外静脉穿刺的护理要点不正确的是
A．严密观察硅胶管内有无回血
B．每日用乙醇棉球消毒穿刺点周围皮肤
C．输液完毕，用稀释肝素溶液注入硅胶管抗凝
D．避免硅胶管弯曲引起溶液不滴
E．停止输液时，拔管动作轻柔以防折断胶管

58．患者，女，35岁。因车祸导致肝脾破裂住院，医嘱输血。为节省血源可输入
A．冰冻血浆　　　　B．库存血
C．自体血　　　　　D．新鲜血浆
E．5%白蛋白液

59．风湿热急性期应用青霉素的目的是
A．控制急性心力衰竭　B．减少心瓣膜病的发生
C．制止风湿活动的进展　D．清除链球菌感染病灶
E．防止继发感染

60．血肿局限于某一颅骨，以骨缝为界且有波动感

的是

A. 皮下血肿　　　　B. 骨膜下血肿
C. 帽状腱膜下血肿　D. 硬膜下血肿
E. 硬膜外血肿

61. 患者,女,38岁。口腔手术后需鼻饲维持营养。在插管过程中,该患者出现呛咳、呼吸困难。护士应采取的措施是

A. 暂停插管并嘱患者深呼吸
B. 立即停止插管拔出胃管
C. 继续插管并嘱患者做吞咽动作
D. 立即给予吸氧
E. 嘱患者头向后仰

62. 患者,男,78岁。患高血压6年,患者"有受伤的危险"属于

A. 医疗诊断　　　B. 护理诊断
C. 医护合作性问题　D. 潜在并发症
E. 护理措施

63. 患者,男,45岁。突感腹痛难忍、面色苍白出冷汗来院就诊。在医生来临之前,值班护士的处理措施不正确的是

A. 询问病史
B. 热水袋局部热敷缓解疼痛
C. 与医生沟通
D. 测量生命体征
E. 安定患者情绪

64. 下列药物中均为幽门螺杆菌的治疗方案药物的是

A. 乳果糖+阿莫西林+枸橼酸铋钾
B. 红霉素+阿莫西林+枸橼酸铋钾
C. 克拉霉素+甲硝唑+枸橼酸铋钾
D. 多潘立酮+克拉霉素+泮托拉唑
E. 硫酸镁+克拉霉素+枸橼酸铋钾

65. 患者,男,36岁。慢性支气管炎急性发作新入院。以下属于临时医嘱的是

A. 端坐卧位　　　B. 病危
C. 氧气吸入　　　D. 心电图检查
E. 一级护理

※66. 急性阑尾炎患者,从入院到出院,以减少患者康复的延迟和资源的浪费为目的的护理工作模式是

A. 个案护理　　　B. 责任制护理
C. 功能制护理　　D. 小组护理
E. 临床路径

67. 不符合婴幼儿呼吸道解剖生理特点的是

A. 鼻黏膜血管丰富,感染时易充血肿胀
B. 发生气管异物容易进入左主支气管
C. 咽鼓管呈水平位
D. 婴幼儿多呈腹式呼吸
E. 婴幼儿胸廓呈圆筒状

68. 不属于小儿结核病活动参考指标的是下列哪项

A. 红细胞沉降率快
B. PPD强阳性
C. 痰中找到结核分枝杆菌
D. X线胸片显示钙化灶
E. 发热

69. 9岁儿童,体格智能发育正常。此期小儿心理发展的特征是

A. 具有丰富的想象力及进取精神
B. 能很好地发展勤奋的个性
C. 与父母建立良好的依赖关系
D. 表现出明显的自主性
E. 自我认同感强烈

70. 下列属于闭合性损伤的是

A. 刺伤　　　　B. 裂伤
C. 擦伤　　　　D. 挤压伤
E. 切割伤

71. 中暑痉挛时发生肌肉痉挛最常见的部位是

A. 腹直肌　　　B. 股四头肌
C. 肱二头肌　　D. 胸大肌
E. 腓肠肌

72. 破伤风患者注射大量破伤风抗毒素的目的是

A. 减少毒素产生　B. 中和游离毒素
C. 控制和解除痉挛　D. 预防破伤风的发生
E. 抑制破伤风芽孢梭菌的生长

73. 患者,男,42岁。因大量饮酒导致胃穿孔,其腹腔穿刺液的性质是

A. 黄色、混浊无臭味　B. 血性渗出液
C. 不凝固血液　　　D. 血性脓液有臭味
E. 脓液稀薄有臭味

74. 煎煮中药最适宜的是

A. 玻璃烧杯　　B. 不锈钢锅
C. 搪瓷锅　　　D. 陶瓷锅
E. 铁锅

75. 人体中,中医五行归类的"五华"是指

A. 爪、面、唇、毛、骨　B. 爪、面、唇、毛、发
C. 爪、皮、唇、毛、发　D. 爪、面、肉、毛、发
E. 筋、面、唇、毛、发

76. 患者,女,35岁。已婚,确诊为"抑郁症"。给予百忧解等治疗。该药物的不良反应是

A. 过度出汗　　B. 嗜睡
C. 口唇发干　　D. 胃肠功能紊乱
E. 心血管系统的紊乱

77. 患者,男,15岁。他走路一定要走右边,声称自己是"右派"。此症状为

A. 病理性象征性思维　　B. 思维迟缓

C．思维破裂　　　D．逻辑倒错性思维
E．思维散漫
78．乙脑病毒主要侵犯的人体系统是
A．呼吸系统　　　B．免疫系统
C．循环系统　　　D．中枢神经系统
E．骨骼肌肉系统
79．与风湿性心脏瓣膜病的发生有关的病原菌是
A．肺炎球菌　　　B．衣原体
C．支原体　　　　D．溶血性链球菌
E．病毒
80．对于先天性心脏病患儿恢复心脏功能的重要措施是
A．使用利尿药，减少心脏负担
B．吸氧，改善缺氧
C．使用镇静药，减慢心率
D．注意休息，保证睡眠
E．使用洋地黄，增强心肌收缩力
81．患者，女，26岁。头部受伤后意识不清约15分钟，头痛、恶心、呕吐，追问受伤经过不能回忆。查体无异常发现，应诊断为
A．脑挫裂伤　　　B．脑震荡
C．颅内脓肿　　　D．颅骨骨折
E．硬膜外血肿
82．牛羊乳喂养的婴儿粪便颜色呈
A．墨绿色　　　　B．淡黄色
C．白陶土色　　　D．黄绿色
E．深黄色
83．患者，女，24岁。结婚1年，打算怀孕，想知道相关知识。以下哪项正确
A．女性怀孕年龄35岁以上更合适
B．急性肝炎患者不宜怀孕
C．夏日怀孕容易受病毒感染，影响胎儿发育
D．孕前服用10个月叶酸
E．孕前没必要为准备怀孕做检查，只要自我感觉没病就行
84．患者，男，70岁。近1年来感到自己对电话号码等数字的记忆减退。此情况表明患者的下列哪种记忆力下降了
A．次级记忆　　　B．逻辑记忆
C．远期记忆　　　D．近期记忆
E．机械记忆
85．患者，女，35岁。突然阵发性心动过速1小时就诊。检查心律规则，心率180次/分，未闻及杂音，压迫颈动脉窦后心率突然降到76次/分。此患者可能是
A．阵发性快速心房颤动
B．阵发性室上性心动过速
C．阵发性室性心动过速
D．窦性心动过速
E．阵发性快速心室扑动
86．急性心肌梗死24小时内应禁用的药物是
A．利多卡因　　　B．呋塞米
C．洋地黄　　　　D．硝酸甘油
E．链激酶
87．给予水中毒的患者输注3%～5%的氯化钠溶液的目的是
A．增加容量　　　B．脱水降低颅内压
C．提高渗透压　　D．纠正酸碱失衡
E．补充钠的不足
88．患者，男，34岁。稍长距离步行后感右小腿疼痛、肌肉抽搐而跛行，休息后症状消失，近段时间来症状加重，休息不能缓解，尤以夜间小腿疼痛明显。应考虑
A．血栓性静脉炎　B．深静脉血栓形成
C．动脉粥样硬化　D．血栓闭塞性脉管炎
E．下肢静脉曲张
89．肋骨骨折最常见的部位是
A．第1～3肋骨　　B．第4～7肋骨
C．第7～9肋骨　　D．第8～10肋骨
E．第11～12肋骨
90．患儿，女，6岁。发现咽痛、发热3日。查体：体温39.3℃，左眼球结膜充血，诊断为"咽结合膜热"。其病原体为
A．副流感病毒　　B．腺病毒
C．流感病毒　　　D．溶血性链球菌
E．柯萨奇病毒
91．患者，男，45岁。因咳嗽、咳痰、咯血3次入院，临床诊断为"支气管扩张"。今晨起床时突然咯血约200ml。首选下列哪种药物止血
A．酚磺乙胺　　　B．维生素K
C．卡巴克洛　　　D．垂体后叶素
E．抗血纤溶芳酸
92．患者，女，52岁。患慢性支气管炎、阻塞性肺气肿16年。护士指导患者进行缩唇呼吸训练时，要求蜡烛火焰距离患者的口唇
A．25～30cm　　　B．20～25cm
C．15～20cm　　　D．10～15cm
E．5～10cm
93．患者，男，70岁。因慢性肾衰竭住院。护士观察其24小时尿量为75ml。该患者的排尿状况是
A．尿量正常　　　B．多尿
C．无尿　　　　　D．少尿
E．尿潴留
94．出生时就有，以后也永远存在的反射是

A. 觅食反射　　　B. 吸吮反射
C. 角膜反射　　　D. 腹壁反射
E. 握持反射

95. 婴幼儿，4个月，早期萌牙，出牙数为
A. 2颗　　　B. 4颗　　　C. 6颗
D. 8颗　　　E. 10颗

96. 开放性胸部损伤的主要诊断依据是
A. 肋骨骨折刺破胸膜
B. 食管损伤
C. 胸壁有开放性伤口
D. 肺损伤伴气胸
E. 胸壁伤口与胸膜腔相通

97. 患儿，男，出生后第4日，母乳喂养，皮肤黄染并加深8个小时，查体：面部、颈部散在小脓包，脐部潮湿，心肺无异常，肝右肋下2cm。该患儿最可能的原因是
A. 母乳性黄疸　　　B. 新生儿败血症
C. 新生儿溶血　　　D. 新生儿低血糖
E. 新生儿肝炎

98. 患者，女，27岁。已婚，停经45日，下腹隐痛2日，加重1日入院。查体：面色苍白，四肢厥冷，体温不升，脉搏130次/分，血压60/40mmHg。此时期最适宜的体位是
A. 侧卧位　　　B. 平卧位
C. 中凹卧位　　　D. 头高足低位
E. 去枕仰卧位

99. 患者，男，35岁。因在家中用液化气热水器洗澡时突然头晕目眩，不省人事，亲人发现后遂急诊入院。查体：生命体征正常，浅昏迷状态，双侧瞳孔等大，对光反射存在，口唇皮肤黏膜呈樱桃红色，双肺未闻及湿啰音。应诊断为
A. 硫化氢中毒　　　B. 苯酚中毒
C. 一氧化碳中毒　　D. 二氧化碳中毒
E. 氰化物中毒

100. 患者，男，48岁。酒后路上行走不慎绊倒，右手掌、手腕、膝盖部挫伤，X线检查未见骨折。对该患者的局部处理错误的是
A. 局部制动　　　B. 抬高患肢
C. 血肿加压包扎　　D. 早期局部热敷
E. 血肿进行性增大时切开止血

二、Ⅱ型题（A₃/A₄型题）：下列每个病例下设若干考题，请根据各考题题干所提供的信息，从每道题A、B、C、D、E五个备选答案中选择一个最佳答案，并在答题卡上将相应题号对应答案所属的方框涂黑。

（101~103题共用题干）

患者，男，39岁。发热待查入院。患者面色潮红、皮肤灼热，体温39.9℃，脉搏108次/分，呼吸24次/分，进行乙醇拭浴降温。

101. 护士用乙醇为该患者拭浴，乙醇溶液浓度为
A. 45%~55%　　　B. 35%~45%
C. 25%~35%　　　D. 15%~25%
E. 5%~15%

※102. 拭浴的方法下列哪项是正确的
A. 擦至胸腹部时动作轻柔
B. 头部放热水袋，足部放冰袋
C. 拭浴时以离心方向拍拭
D. 发生寒战时应减慢速度
E. 拭浴后10分钟测体温

103. 拭浴后何时为患者测体温
A. 35分钟　　　B. 30分钟
C. 25分钟　　　D. 20分钟
E. 15分钟

（104~107题共用题干）

患者，男，26岁。体重60kg。不慎被开水烫伤，自觉剧痛，头面部、颈部及双上肢均为水疱。

104. 此患者的烧伤面积为
A. 15%　　　B. 25%　　　C. 27%
D. 30%　　　E. 35%

105. 此患者的烧伤程度为
A. 轻中度烧伤　　　B. 轻度烧伤
C. 中度烧伤　　　　D. 重度烧伤
E. 特重度烧伤

106. 伤后4小时，患者主诉口渴。查体：脉搏100次/分，血压80/60mmHg，尿量15ml/h。患者血容量减少的原因中，以下哪项错误
A. 血浆渗出到组织间隙
B. 血浆自创面渗出
C. 心排血量减少
D. 输液量不足
E. 末梢血管扩张

107. 若对该患者实施补液治疗，伤后第一个8小时应输入的电解质溶液量为
A. 910ml　　　B. 1215ml
C. 1620ml　　　D. 810ml
E. 8100ml

（108~110题共用题干）

患者，男，67岁。结肠癌术后10个月，近来出现乏力、消瘦伴肝区隐痛。B超发现肝右前叶单个直径5cm占位性病变，否认肝炎史。

108. 以下最可能阳性的指标是
A. 谷丙转氨酶　　　B. 谷草转氨酶
C. 甲胎蛋白　　　　D. 癌胚抗原
E. 乳酸脱氢酶

109. 如确诊为转移性肝癌，以下最不可能阳性的指标是
A. 甲胎蛋白 B. 谷草转氨酶
C. 谷丙转氨酶 D. 癌胚抗原
E. 乳酸脱氢酶

110. 关于继发性肝癌的论述正确的是
A. 多由腹腔内肿瘤转移
B. 多为单发结节
C. 多能找到原发病灶
D. AFP 多阳性
E. 多能手术切除

（111、112 题共用题干）

患者，女，30 岁。妊娠 37 周，1 周前因前置胎盘、少量阴道流血入院观察。

111. 该孕妇某日自测胎动数为 8 次/12 小时，排除药物影响之后，要考虑
A. 母儿血型不合 B. 胎儿窘迫
C. 胎儿贫血 D. 胎儿发育不良
E. 胎儿有先天性心脏病

112. 现胎心监护检查发现 NST 试验呈无反应型，原因可能为
A. 胎儿畸形 B. 母体血氧含量不足
C. 脐带打结 D. 胎盘病变
E. 胎儿先天性心脏病

（113~115 题共用题干）

患儿，男，6 岁。右手外伤后感染，右腋窝出现肿块，疼痛，伴发热。查体：体温 38.8℃，右腋窝有一直径 2cm 大小的肿块，质韧、压痛，活动可，无波动感，皮肤红、肿、热。白细胞 18×10⁹/L，中性粒细胞 0.85。

113. 该患者考虑为
A. 丹毒 B. 急性淋巴管炎
C. 腋窝脓肿 D. 急性淋巴结炎
E. 急性蜂窝织炎

114. 下述护理措施错误的是
A. 高营养、多饮水 B. 患肢制动
C. 静脉使用抗生素 D. 给予物理降温
E. 立即切开引流

115. 以下哪种情况需立即切开引流
A. 穿刺抽出脓液 B. 感染性休克
C. 血培养阳性 D. 体温超过 40℃
E. 局部肿胀加重

（116、117 题共用题干）

患者，男，56 岁。因肺气肿入院治疗。遵医嘱给予输液治疗，上午 8 时开始输液，调节滴速 30 滴/分，待护士离开后，患者为了尽快结束输液，自行将滴速调节为 88 滴/分。当输液至上午 9 时患者突然呼吸困难、剧咳，痰液呈泡沫血性，不能平卧。

116. 应立即为该患者采取
A. 侧卧位 B. 平卧位头偏向一侧
C. 头高足低位 D. 端坐位
E. 屈膝仰卧位

※117. 对此卧位描述不正确的是
A. 患者取坐位
B. 跨床小桌放于床上，桌上放软枕
C. 摇起床头支架 40°~50°
D. 患者身体稍向前倾
E. 该卧位属被迫体位

（118~120 题共用题干）

患者，女，56 岁。主诉疲倦无力 2 月余，伴心悸、头晕、失眠，诊断缺铁性贫血，给予铁剂治疗。

118. 护士在发给铁剂时应指导患者服药时特别注意
A. 避免与牙齿接触 B. 饭后服
C. 饭前服 D. 多饮水
E. 避免与酸性药物接触

119. 在保证药效的同时应禁忌
A. 空腹服 B. 服用稀盐酸
C. 饮料 D. 饮水
E. 饮茶

120. 患者对所发药提出疑问，护士应
A. 报告护士长
B. 应重新核对无误后方可给药
C. 弃去药重新配
D. 向患者保证无误后再给药
E. 不给药

实 践 能 力

一、I 型题（A₁/A₂ 型题）：请从各题 A、B、C、D、E 五个备选答案中选择一个最佳答案，并在答题卡上将相应题号对应答案所属的方框涂黑。

1. 急性肾衰竭患者，测血钾 6.3mmol/L，出现心律不齐。应先采取的措施是
A. 5%碳酸氢钠溶液静脉滴注
B. 苯丙酸诺龙肌内注射
C. 高渗葡萄糖胰岛素溶液静脉滴注
D. 10%葡萄糖酸钙溶液静脉滴注
E. 10%葡萄糖酸钙溶液静脉注射

2. 初产妇，29 岁。自然分娩后第 2 日。诉下腹部阵痛。妇科检查：子宫硬，宫底脐下 2 横指，血性恶露，量少。护士对产妇的指导正确的是
A. 产时应用缩宫素所致
B. 产后宫缩痛
C. 不可应用止痛药物
D. 减少新生儿吸吮，以缓解疼痛

E. 通常一周后消失
3. 有关宫颈糜烂物理治疗的健康教育，错误的是
A. 治疗前应排除恶性病变
B. 治疗后一般3~4周创面可愈合，重者6~8周
C. 是目前治疗效果最好的方法
D. 治疗后一周内禁止性生活
E. 治疗后阴道分泌物增多，甚至有阴道大量排液或出血
4. 下列哪种表现表示肺癌已有全身转移
A. 痰中有血　　　　B. 持续性胸痛
C. 极度消瘦　　　　D. 间歇性高热
E. 股骨局部破坏
5. 经产妇，2日前顺产一健康新生儿。该产妇出现下述哪项临床表现时，护士应立即报告医生
A. 口腔温度为36.8℃　B. 脉率为109次/分
C. 汗液分泌增多　　D. 排尿次数频繁
E. 呼吸为20次/分
6. 产妇，30岁，于下午11时顺利分娩一男婴，至次晨7时未排尿，主诉下腹胀痛难忍，体检发现膀胱高度肿胀，对该产妇的护理措施，错误的是
A. 立即手术　　　　B. 让其听流水声
C. 协助其坐起排尿　D. 用手轻轻按摩下腹部
E. 用温水冲洗会阴
7. 患者，女，50岁。20年前生育一女采用宫内节育器避孕，现月经稀少1年，周期由原来的28天变为21天，自觉已进入更年期。其正确的取环时间是
A. 绝经半年后　　　B. 绝经1年后
C. 绝经2年后　　　D. 绝经3年后
E. 绝经5年后
8. 不属于妊娠滋养细胞疾病患者心理护理内容是
A. 告知患者记录阴道出血量的方法
B. 解答患者的疑虑
C. 帮助患者分析可利用的支持系统
D. 向患者提供有关化学药物治疗的信息
E. 介绍病友、医护人员，减轻陌生感
9. 孕期使用胰岛素的妊娠期糖尿病产妇，分娩后48小时，胰岛素应减至
A. 原用量的2/3　　　B. 原用量的1/2
C. 原用量的1/3　　　D. 原用量的1/4
E. 原用量的1/5
10. 关于胃肠减压的目的描述不正确的是
A. 降低胃肠道内的压力
B. 改善胃肠壁的血液循环
C. 防止体液丢失
D. 促进胃肠道功能的恢复
E. 防止炎症扩散，促进伤口恢复

11. 患者，男，33岁。肛门胀痛、排尿困难6日。畏寒、高热，肛门外未见明显异常。直肠指检：肛管左壁局限性隆起，压痛明显。关于对该患者的护理，以下错误的是
A. 物理降温
B. 控制排便
C. 1∶5000高锰酸钾溶液坐浴
D. 遵医嘱应用抗生素
E. 嘱患者多饮水
12. 患者，男，52岁。外伤性肠穿孔修补术后2日，肛门未排气，腹胀明显。最重要的处理措施是
A. 胃肠减压　　　　B. 半卧位
C. 禁食　　　　　　D. 针刺穴位
E. 肛管排气
13. 小儿重症肺炎最常见的酸碱平衡失调是
A. 呼吸性酸中毒　　B. 代谢性酸中毒
C. 混合型酸中毒　　D. 代谢性碱中毒
E. 呼吸性碱中毒
14. 常规人工破膜术，见有"血性羊水"，应首先考虑可能是
A. 宫内感染　　　　B. 凝血障碍
C. 误伤胎盘　　　　D. 前置胎盘
E. 胎盘早剥
15. 患者，女，32岁。痛经2年，呈进行性加重，查体：子宫后倾固定，子宫后壁触及3个痛性结节，给予达那唑治疗。目前最重要的护理措施是
A. 保持心情愉快　　B. 避免剧烈活动
C. 指导规范用药　　D. 湿热敷下腹部
E. 给予清淡饮食
16. 患者，女，24岁，已婚。因"外阴瘙痒、阴道大量脓性泡沫状分泌物"就诊，首选的治疗药物是
A. 广谱抗生素　　　B. 甲硝唑
C. 制霉菌素　　　　D. 红霉素
E. 雌激素
17. 产妇，28岁。产后2个月，母乳喂养。产妇要求对避孕方式进行指导。最适宜的避孕方法是
A. 长效口服避孕药　B. 短效口服避孕药
C. 安全期避孕　　　D. 避孕套
E. 探亲避孕药
18. 患者，女，30岁，早孕反应较重，现妊娠25周，子宫明显大于孕周，体重剧增，胎动部位不固定且频繁，B超显示两个胎头光环，评估该孕妇的情况，最有价值的依据是
A. 子宫大小　　　　B. 胎动
C. B超结果　　　　D. 早孕反应情况
E. 体重

19. 患者，女，40岁。因子宫肌瘤入院。护士在采集病史时，应重点追溯的内容是
A．是否有早婚早育史　　B．高血压家族史
C．是否长期使用雌激素　D．睡眠情况
E．饮食习惯

20. 某社区妇幼保健院机构进行孕期检查，护士应指导孕妇正确进行产前检查的是
A．妊娠13～19周，每个月检查一次
B．妊娠20～36周，每周检查一次
C．妊娠7～12周，每周检查一次
D．妊娠32～37周，每个月检查一次
E．妊娠32～40周，每个月检查一次

21. 患者，女，13岁。月经初潮前来就诊，应对她实施的保健重点是
A．加强健康教育，提高自我约束意识
B．营养指导，如选择宽松纯棉的内裤
C．卫生指导，如培养良好的饮食习惯
D．经期指导，如外阴清洁和免受寒冷
E．给予性生理知识为特点的性教育

22. 患者，男，50岁。诊断为风湿性心瓣膜病入院。目前该患者主诉活动无耐力的最主要的相关因素是
A．肺淤血致呼吸困难
B．心排血量减少致组织缺血
C．胃肠道缺血致营养不良
D．体循环淤血致机体水肿
E．冠状动脉灌注不足致心肌收缩无力

23. 患者，女，30岁。近日常感上腹部隐痛，无规律性，食欲缺乏，餐后饱胀，查体：上腹部弥漫性轻压痛。请问需做哪项检查以确诊
A．胃液分析　　　　　B．腹部B超
C．X线钡餐检查　　　D．纤维胃镜检查
E．血清内因子抗体测定

24. 患者，女，41岁。反复中上腹疼痛3年余，疼痛呈烧灼感，常有午夜痛，进食后疼痛能缓解。X线胃肠钡餐检查十二指肠球部有龛影并有激惹现象，拟诊断为十二指肠溃疡。下列关于该病用药错误的是
A．制酸药不宜与H_2受体拮抗药同服
B．服用氢氧化铝凝胶可与氢氧化镁同服，预防便秘
C．应用西咪替丁使壁细胞分泌胃酸减少，促进溃疡愈合
D．服用多潘立酮、阿托品类药物宜在饭后半小时和睡前服用
E．胶体铋剂应于餐前半小时口服，睡前加服一次

25. 患者，女，42岁。胃溃疡穿孔入院，在全麻下行毕Ⅰ式胃大部切除、腹腔引流术，术后返回病房，患者已清醒，生命体征稳定，切口敷料干燥，胃肠减压吸出暗红色血性液体50ml。该患者术后容易发生的并发症是
A．倾倒综合征　　　B．输入段肠袢梗阻
C．胃肠吻合口出血　D．输出段肠袢梗阻
E．十二指肠残端漏

26. 患者，男，63岁。消化性溃疡病史2年，因反复呕吐宿食，伴消瘦、皮肤干燥及弹性消失入院。该患者目前存在的主要护理问题是
A．知识缺乏　　　　B．体液不足
C．活动无耐力　　　D．心排血量不足
E．组织灌注量改变

27. 患儿，男，足月儿。出生后1分钟评估患儿情况，躯干皮肤色红，四肢较紫，心率120次/分，哭声响亮，肌张力好，呼吸45次/分。该足月儿最终的Apgar评分是
A．6分　　　B．7分　　　C．8分
D．9分　　　E．10分

28. 判断胎儿成熟度最可靠的方法是
A．胎儿身长　　　　B．推算胎儿体重
C．B超检查　　　　D．检查雌三醇值
E．测量宫高、腹围

29. 患者，女，30岁，G2P1，来院咨询放置宫内节育器事宜。护士应告知放置宫内节育器的时间是月经干净后
A．11天　　　B．10天　　　C．9天
D．8天　　　E．7天

30. 患儿，男，7岁。患上呼吸道感染3周后，出现食欲缺乏、乏力、尿少、水肿。体温37.7℃，血压增高。尿蛋白（+），红细胞（+），补体C3降低。诊断为急性肾小球肾炎。该患儿正确的护理措施应为
A．血尿消失后可加强锻炼
B．严格控制蛋白质摄入量
C．给予易消化的普食
D．每日留取晨尿做尿标本培养
E．严格卧床休息1～2周

31. 凝血因子缺乏患者最适合输入的血液制品是
A．新鲜血浆　　　B．冰冻血浆
C．干燥血浆　　　D．红细胞悬液
E．血小板浓缩悬液

32. 患儿，女，5岁。因全身水肿，诊断为"肾病综合征"入院。查体：阴唇明显水肿，局部皮肤紧张、变薄、透亮。现阶段最主要的护理诊断是
A．有受伤的危险
B．活动无耐力
C．营养失调：低于机体需要量

D. 有皮肤完整性受损的危险
E. 自我形象紊乱
33. 患儿,男,2岁。因患猩红热入院治疗。现患儿处于脱屑期,躯干呈糠皮样脱屑,手足为大片脱皮。该患儿现阶段的皮肤护理指导错误的是
A. 剪短患儿指甲避免抓破皮肤
B. 观察脱皮进展情况
C. 勤换衣服,勤晒衣服
D. 用温水清洗皮肤,以免感染
E. 脱皮大时,可用手轻轻撕掉
34. 患者,女,45岁。因上腹部不适、隐痛及食欲缺乏,伴进行性消瘦入院。查体发现右上腹部有一肿块,要排除胃癌。最可靠的方法是
A. 胃液分析　　　B. 纤维胃镜检查
C. X线钡餐检查　D. 大便隐血试验
E. 胃液脱落细胞检查
35. 患者,男,45岁。诊断为直肠癌。癌肿距齿状线7cm。宜采取的手术方式为
A. 经腹会阴联合直肠癌根治术
B. 短路手术
C. 结肠造瘘术
D. 经腹直肠癌根治术
E. 肿瘤切除、乙状结肠造瘘、不保留肛门
36. 患者,男,49岁。间断性无痛性全程肉眼血尿2月余,终末加重,尿中检测到癌细胞。对诊断最有意义的检查是
A. 腹部X线平片　B. 膀胱镜检查
C. 肾动脉造影　　D. 排泄性尿路造影
E. KUB平片
37. 患者,女,30岁。因服农药自杀,被家人发现后立即送医院急诊抢救,医嘱洗胃。在洗胃过程中如有血性液体流出或出现虚脱现象时应
A. 减低洗胃负压　B. 立即停止洗胃
C. 灌入止血药止血　D. 灌入蛋清水,保护胃黏膜
E. 立即报告医生
38. 患者,男,35岁。因脑出血入院,患者有颅内压增高症状。护士应给予此患者取何种体位
A. 平卧位　　　　B. 中凹卧位
C. 头低足高位　　D. 头高足低位
E. 端坐卧位
39. 在以下的护士享有权利中的叙述中,不正确的是
A. 安全执业的权利
B. 要求不从事直接接触有毒有害物质危险工作的权利
C. 获得表彰的权利
D. 对医疗卫生机构和卫生主管部门的工作提出意见和建议的权利
E. 参加专业培训,从事学术研究和交流、参加行业协会和专业学术团体的权利
40. 患儿,女,6岁。因皮疹、咽峡炎、发热2日入院,诊断为猩红热,住传染病房。护士应告知患儿病房中属于清洁区的是
A. 病室　　　B. 厕所　　　C. 走廊
D. 化验室　　E. 医护值班室、更衣室
※41. 影响管理幅度的因素下列正确的是
A. 政策稳定性越强,管理幅度越小
B. 授权越明确,管理幅度越大
C. 层次越高,管理的下属人数应相应增多
D. 组织内部的凝聚力越大,管理幅度越小
E. 组织内部的凝聚力越大,管理幅度越大
42. 患者,男,34岁。因风湿性心脏病入院。医嘱:抽血化验肝功能、血培养、二氧化碳结合力等检查。请问护士一次将血抽出后,注入试管的顺序是
A. 二氧化碳结合力—血培养—肝功能
B. 血培养—二氧化碳结合力—肝功能
C. 二氧化碳结合力—肝功能—血培养
D. 肝功能—二氧化碳结合力—血培养
E. 血培养—肝功能—二氧化碳结合力
※43. 患者,男,23岁。患血小板减少性紫癜住院治疗,护士为其做口腔护理时,发现舌尖有一小血痂。下列护理方法中错误的是
A. 将血痂皮去除,涂药　B. 用过氧化氢溶液漱口
C. 观察口腔黏膜变化　　D. 观察舌苔情况
E. 轻轻地擦拭口腔各面
44. 患者,男,70岁。脑血管意外,偏瘫,生活不能自理,卧床已30日。为其使用气垫褥、水褥的目的是
A. 避免潮湿摩擦　B. 降低骨突处所受的压力
C. 固定体位　　　D. 防止坠床
E. 安全防护
45. 患者,女,34岁。受凉后出现发热、咳嗽,护士测量患者体温是39.5℃。消毒使用过的体温表下列哪项正确
A. 用开水冲洗
B. 如果体温表有破损或水银柱自动下降则不再使用
C. 腋表、肛表、口表一起浸泡消毒
D. 消毒液每日更换,体温表容器每日消毒
E. 经检测体温表间温度相差1℃仍可使用
46. 患儿,男,9岁。两侧耳垂下肿大,表面发热,张口或咀嚼时局部感到疼痛,诊断为腮腺炎,入住传染病房。护士告知患儿属于清洁区的是
A. 医护值班室、更衣室　B. 病房
C. 厕所　　　　　　　　D. 走廊

E. 化验室
47. 患者，男，30岁。不慎被生锈铁钉刺伤右足底，伤口较深，来院救治。医生对伤口处理后，要求注射破伤风抗毒素，护士在询问时得知患者在10日前曾用过此药。患者仍需做过敏试验的原因是用药超过
A. 7日　　B. 8日　　C. 9日
D. 10日　　E. 6日

※48. 患者，女，27岁。因急性腹痛入院，诊断为胆结石，需做胆囊造影。护士指导患者进食错误的是
A. 造影前一日都进高脂肪饮食
B. 晚餐后口服造影剂，禁食禁烟至次日上午
C. 造影当日禁食早餐
D. 第一次摄片显影良好后可让患者进食高脂肪食物
E. 摄片后显影良好可进食两个油煎荷包蛋

49. 患儿，男，2岁。前囟大小如下图所示，则可能的原因是

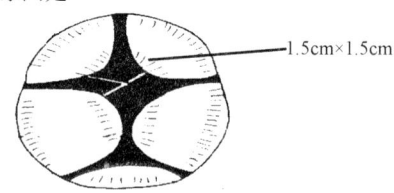

A. 脱水　　　　B. 消瘦
C. 佝偻病　　　D. 头小畸形
E. 发育正常

50. 医院手术室的室内温度及湿度应控制在
A. 温度16～18℃，湿度40%～50%
B. 温度18～20℃，湿度50%～60%
C. 温度20～22℃，湿度50%～60%
D. 温度22～24℃，湿度40%～50%
E. 温度22～24℃，湿度50%～60%

51. 治疗慢性再生障碍性贫血的首选药物是
A. 糖皮质激素　　B. 免疫抑制剂
C. 造血因子　　　D. 雄激素
E. 雌激素

52. 患者，男，40岁。癫痫病史5年，曾有强直-阵挛发作。下列关于癫痫发作时的护理措施哪项正确
A. 患者意识丧失和全身抽搐时，注意预防外伤和其他并发症的发生
B. 立即将患者移至床上，吸氧，保持呼吸道通畅
C. 为防患者自伤必要时可用约束带约束四肢
D. 立即口服抗癫痫药
E. 将患者头抬高，不要取下患者的眼镜和义齿

53. 患儿，1岁。诊断为肺炎合并心力衰竭。应用强心苷治疗时，下列哪种情况应及时停药

A. 心动过缓　　B. 尿量增多
C. 体温正常　　D. 肝脏回缩
E. 呼吸减慢

54. 使用洋地黄药物的注意事项，下列哪项不正确
A. 用药前测心率，婴儿<80次/分停药
B. 准确计算洋地黄制剂剂量
C. 观察有无恶心、呕吐及心律不齐
D. 可同时服用氯化钾
E. 可同时服用碳酸钙

55. 婴幼儿缺铁性贫血的主要病因为
A. 铁吸收不良　　B. 缺乏叶酸
C. 慢性失血　　　D. 铁摄入不足
E. 铁利用不良

56. 患者头部外伤后出现昏迷、休克，急诊入院。病室值班护士首先要做的护理工作是
A. 简短向患者家属介绍住院环境
B. 迎接患者
C. 边通知医生，边做好抢救准备工作
D. 配合医生共同抢救患者
E. 简单做入院介绍

57. 属于疫苗接种异常反应的是
A. 一般反应　　B. 偶合发病
C. 心因性反应　D. 原有疾病加重
E. 变态反应

58. 患儿，3岁。急性上呼吸道感染，体温39.2℃，因全身抽搐就诊。为查明抽搐原因，在收集患儿健康史时，应重点询问
A. 喂养史　　B. 既往发作史
C. 家族史　　D. 过敏史
E. 出生史

59. 患者，男，50岁。血压在（145～150）/（92～96）mmHg。护理高血压患者，下列哪项措施不正确
A. 协助用药尽快将血压降至较低水平
B. 沐浴时水温不宜过高
C. 改变体位时动作宜缓慢
D. 头晕、恶心时协助其平卧并抬高下肢
E. 保持大便通畅

60. 患者，男，58岁。因突发胸痛1小时入院，住院心电图检查确诊为心肌梗死，监测时发生室性心动过速，心率172次/分，血压85/55mmHg，意识欠清楚，该患者并发心律失常最主要的护理问题为
A. 恐惧　　　　B. 活动无耐力
C. 知识缺陷　　D. 潜在并发症：猝死
E. 有受伤的危险

61. 患者，男，40岁。有头痛、烦躁、眩晕、心悸、

气急、视物模糊、恶心、呕吐等症状，同时伴有尿少。既往有高血压史，平时血压没有控制。查体：血压 185/115mmHg。考虑患者有可能发生了

A．脑出血　　　　B．高血压脑病
C．高血压危象　　D．急性肾衰竭
E．脑血栓形成

62．患者，男，56 岁。因"急性脑出血"入院，护士在巡视时发现，患者出现一侧瞳孔散大，呼吸不规则。此时患者有可能会出现的并发症是

A．动眼神经麻痹　B．消化道出血
C．脑疝　　　　　D．心律失常
E．呼吸衰竭

63．患者，女，36 岁。因上呼吸道感染，应用抗生素治疗 15 日，自觉外阴瘙痒，分泌物增多，患者咨询护士有关该病发生的原因，最可能的是

A．细菌性阴道炎　B．急性膀胱炎
C．滴虫性阴道炎　D．外阴阴道假丝酵母病
E．慢性阴道炎

64．患者，女，28 岁。印刷厂彩印车间工人。因特发性血小板减少性紫癜住院，应用糖皮质激素治疗半个月后好转出院。护士进行出院前的健康指导时，错误的是

A．必须调换工种
B．坚持饭后服药
C．避免到人多聚集的地方
D．注意自我病情监测
E．若无新发出血可自行停药

65．患者，男，80 岁。因慢性阻塞性肺疾病并发感染住院。患者出现下列哪种表现提示为肺性脑病先兆

A．烦躁、嗜睡　　B．心率加快，血压升高
C．呼吸急促　　　D．瞳孔不等大
E．尿量减少

66．患者，女，73 岁。2 年前丈夫病故后，经常独自流泪，近 1 年来常出现当天发生的事、刚说的话和做的事不能记忆，忘记进食或物品放何处，外出找不到家门，失眠，焦躁不安。根据临床表现，护士评估患者最可能发生了

A．老年精神病　　　　　B．抑郁症
C．大脑慢性缺血改变　　D．早期阿尔茨海默病
E．脑肿瘤

67．患者，女，56 岁。患支气管哮喘 10 年。因受凉后喘憋加重，呼吸困难，夜间不能平卧，自行吸入 β₂ 受体激动药不佳，患者紧张不已。血气分析：PaCO₂ 70mmHg。患者可能出现了

A．吸气性呼吸困难　B．呼气性呼吸困难
C．混合性呼吸困难　D．心源性呼吸困难
E．神经精神性呼吸困难

68．患者，男，28 岁。右胸外伤后发生肋骨骨折入院，患者极度呼吸困难，发绀，右胸壁可见反常呼吸运动。首要的急救措施是

A．加压给氧　　　B．气管插管
C．剖胸探查　　　D．固定胸壁
E．气管切开

69．患者，男，54 岁。因肝硬化、食管静脉曲张破裂大呕血急诊入院，输血过程中患者出现手足抽搐、血压下降、出血倾向。最可能的情况是

A．枸橼酸钠中毒反应　B．过敏反应
C．溶血反应　　　　　D．发热反应
E．休克

70．患者，男，45 岁。慢性肾衰竭尿毒症期。因酸中毒给予 5%碳酸氢钠 250ml 静脉滴注后出现手足抽搐。最可能的原因是发生了

A．低血钙　　　　B．低血钾
C．高钠血症　　　D．碱中毒
E．脑出血

71．患儿，男，6 岁。被诊断为"胆道蛔虫病"，经非手术治疗后症状缓解。医嘱给予患儿驱虫药治疗（每日 1 次）。该患儿服用驱虫药的最佳时间是

A．早餐后　　　　B．午餐前
C．午餐后　　　　D．晚餐后
E．晚上睡前

72．患儿，女，5 岁。发热、腹痛 3 日，一侧腮腺肿大，外周血检查基本正常。护士还应重点关注的检查是

A．肝功能检查　　　B．胸部 X 线检查
C．血及尿淀粉酶检查　D．尿常规检查
E．血糖和尿糖

73．患儿，2 岁。头痛、嗜睡、发热 2 日入院，血常规：白细胞 17×10⁹/L，中性粒细胞 0.80，淋巴细胞 0.2。脑脊液：细胞总数 105×10⁶/L，多核细胞占 0.75，蛋白质 0.7g/L，糖 4mmol/L，氯化物 125mmol/L。诊断最可能的是

A．结核性脑膜炎　　B．流行性乙型脑炎
C．脑型疟疾　　　　D．流行性脑脊髓膜炎
E．化脓性脑膜炎

74．早产儿，出生 4 日。哭声低，食欲差，体温 33.5℃，下肢出现硬肿，皮肤凉，心音低钝，心率 110 次/分。其最佳护理诊断是

A．潜在并发症：DIC
B．营养失调：低于机体需要量
C．有感染的危险

D. 体温过低
E. 有窒息的危险
75. 患者，女，37岁。破伤风发作，全身肌肉紧张性收缩，阵发性痉挛。治疗的中心环节是
A. 用青霉素　　　　　B. 用镇静解痉药
C. 中和游离毒素　　　D. 防治并发症
E. 清除毒素来源，彻底清除坏死组织和异物
76. 患者，男，60岁，农民，1995年诊断为2型糖尿病，坚持服用优降糖每日3次，每次1片。很少去医院查血、尿糖。近1个月来乏力明显，下肢出现水肿，血压120/95mmHg。为早期判断有无糖尿病肾病，下列哪项化验最有价值
A. 血尿素氮（BUN）
B. 24小时尿蛋白定量
C. 血肌酐（Cr）
D. 尿微量白蛋白排泄率（UAER）
E. 尿肌酐清除率
77. 患者，男，45岁。胫骨骨折石膏型固定后8小时，诉患肢疼痛难忍，查体：肢端苍白，温度降低，足趾不能主动活动。应考虑
A. 体位不当　　　　　B. 血管受压
C. 继发感染　　　　　D. 骨折端移位
E. 衬垫不妥
78. 患者，男，30岁。患者小腿骨折行石膏管型固定后，诉小腿外侧疼痛，足背麻木。可能压迫了
A. 胫神经　　　　　　B. 坐骨神经
C. 静脉　　　　　　　D. 动脉
E. 腓总神经
79. 某孕妇，27岁，孕6周，医生建议其口服叶酸，孕妇前来咨询服用该药的目的。下述哪种回答正确
A. 预防脑神经管畸形　B. 促进胎盘的形成
C. 预防缺铁性贫血　　D. 防止发生胎盘早剥
E. 防止胎儿宫内发育迟缓
80. 患儿，女，3岁。体检时发现有"O"形腿，血钙2.7mmol/L。该患儿应为
A. 维生素D缺乏性佝偻病后遗症期
B. 可疑维生素D缺乏性佝偻病
C. 维生素D缺乏性佝偻病初期
D. 维生素D缺乏性佝偻病激期
E. 维生素D缺乏性佝偻病恢复期
81. 某初产妇，26岁，足月妊娠，两日前经阴道顺产一足月女婴，现双乳胀痛，无红肿。该产妇乳房胀痛首选的护理措施是
A. 用吸奶器吸乳　　　B. 生麦芽煎汤喝
C. 少喝汤水　　　　　D. 让新生儿多吸吮
E. 皮硝敷乳房

82. 患者，男，55岁。因严重肝硬化伴门静脉高压行脾肾分流术。出院时为预防上消化道出血加以指导，最重要的是
A. 继续卧床休息　　　B. 应用维生素K
C. 选择细软不烫食物　D. 服用护肝药物
E. 低蛋白低脂饮食
83. 患者，女，65岁。因"反复头痛、呕吐2个月"入院，经检查诊断为脑星形细胞瘤。为降低颅内压，最佳的治疗方法是
A. 脱水治疗　　　　　B. 激素治疗
C. 冬眠低温治疗　　　D. 脑脊液外引流
E. 手术切除肿瘤
84. 骨折的晚期并发症最可能是
A. 肱骨干骨折致垂腕征
B. 胫腓骨骨折致下肢骨筋膜室综合征
C. 股骨干骨折致肺血管脂肪栓塞
D. 开放性胫腓骨骨折致创伤性骨髓炎
E. 肱骨干骨折致缺血性肌挛缩

二、II型题（A₃/A₄型题）：下列每个病例下设若干考题，请根据各考题题干所提供的信息，从每道题A、B、C、D、E五个备选答案中选择一个最佳答案，并在答题卡上将相应题号对应答案所属的方框涂黑。

（85、86题共用题干）
患者，男，27岁。剧烈运动后突然出现左上腹部剧痛，疼痛放射至左侧中上腹部，伴恶心、呕吐，左上腹部及左肾区压痛，尿常规示镜下血尿，尿平片（KUB）检查发现结石，直径0.5cm。
85. 该患者治疗方法是
A. 输尿管切开取石　　B. 非手术治疗
C. 输尿管镜取石　　　D. 经皮肾镜取石
E. 体外冲击波碎石
86. 以下护理措施不恰当的是
A. 每日饮水3000ml以上
B. 肾绞痛发作时及时给予解痉、镇痛
C. 根据结石成分调节饮食
D. 观察尿液的颜色、量、性质及排石情况
E. 治疗期间须绝对卧床休息2～4周

（87～89题共用题干）
患者，女，半年前失恋。近2个月来觉得周围的人都对她指指点点，说她很坏，她有时破口大骂，有时自言自语，不肯出门，说前男友要害她。
87. 该患者最可能的诊断是
A. 恐惧症　　　　　　B. 精神分裂症
C. 焦虑症　　　　　　D. 强迫症
E. 神经症
88. 该患者不存在

A．幻听　　　　　　　B．行为退缩
C．影响妄想　　　　　D．关系妄想
E．被害妄想
89．关于精神分裂症的临床特点，错误的是
A．多数在青壮年发病
B．自知力丧失
C．偏执型是最常见类型
D．一般不出现思维障碍
E．病程多迁延，反复发作，预后不佳
（90～92题共用题干）
患者，女，44岁。诊断为重症肺炎。入院次日病情加重，突发持续性呼吸急促、发绀，伴烦躁，呼吸36次/分，心率104次/分，律齐，两肺可闻及湿啰音。血气分析：pH 7.34，PaO$_2$ 50mmHg，PaCO$_2$ 30mmHg。胸片显示两下肺纹理增多、模糊、斑片状阴影，心胸比例正常。
90．最可能的诊断是
A．肺梗死　　　　　　B．ARDS
C．急性左侧心力衰竭　D．自发性气胸
E．肺不张
91．对这类患者的护理问题下列哪项错误
A．有感染的危险　　　B．气体交换受损
C．焦虑　　　　　　　D．清理呼吸道无效
E．有代谢性碱中毒的危险
92．对这类患者的护理下列哪项错误
A．营养支持　　　　　B．适当控制输液
C．尽早使用机械通气　D．选用有效的抗生素
E．长期持续高流量吸氧
（93～95题共用题干）
患者，男，39岁。半年前无明显诱因出现腰部及右下肢疼痛，伴右下肢麻木感。查体：右腿抬高试验40°阳性。
93．该患者最有可能的诊断是
A．椎管狭窄症　　　　B．腰肌劳损
C．腰椎滑脱　　　　　D．腰3横突综合征
E．腰椎间盘突出症
94．为确诊及判断该患者的神经受压程度，可考虑以下哪种检查
A．B超　　　　　　　B．X线片
C．三维CT　　　　　　D．神经肌电图
E．血常规
95．对该患者常规的治疗是
A．骨盆牵引
B．甘露醇脱水
C．对症镇痛
D．非手术治疗无效行髓核摘除术
E．以上都是

（96～98题共用题干）
患者，女，48岁。晨起吃油煎荷包蛋2个后，突发右上腹阵发性绞痛3小时来急诊。
96．此时最有价值的辅助检查是
A．X线　　　　　　　B．B超
C．ERCP　　　　　　　D．CT
E．经皮肝穿刺胆管造影
97．此时下列护理措施中正确的是
A．少量清淡流质　　　B．热敷
C．理疗　　　　　　　D．镇静镇痛
E．应用抗生素
98．此时病情观察的重点是
A．24小时出入量　　　B．黄疸的变化
C．呕吐情况　　　　　D．腹部症状和体征
E．血常规变化
（99～101题共用题干）
患者，男，54岁。过去有酗酒及慢性肝炎病史，近3个月食欲缺乏、低热、消瘦、乏力，右上腹胀痛并扪及肿块。查体：肝肋缘下3cm，质硬，无腹水。B超发现患者肝右叶中央单个10cm×12cm占位病变，AFP升高，肾功能正常，诊断为原发性肝癌。
99．首选的治疗方案是
A．手术切除　　　　　B．全身化学治疗
C．介入治疗　　　　　D．局部无水乙醇注射
E．放射治疗
100．患者经治疗后病情稳定，且肿瘤明显缩小至5cm×6cm，肝功能基本正常，无远处转移，行肝叶切除术。术后护理措施中错误的是
A．常规需间歇吸氧　　B．专人护理
C．早期下床活动　　　D．口服新霉素或卡那霉素
E．适量补充白蛋白和血浆
101．患者肝叶切除术后，出现嗜睡、烦躁不安、黄疸，应该考虑
A．膈下脓肿　　　　　B．内出血
C．肝性脑病　　　　　D．胆汁性腹膜炎
E．胆道感染
（102～104题共用题干）
患者，女，26岁，孕32^{+4}周。晨起醒来发现阴道流血，量较多。入院查体：宫高26cm，腹围83cm，胎心154次/分，未入盆。
102．最可能的诊断是
A．早产　　　　　　　B．流产
C．胎盘早剥　　　　　D．前置胎盘
E．子宫破裂
103．患者入院后非常紧张，担心自己及腹中胎儿的安危，目前对其首要的护理措施是
A．心理护理，减轻恐惧　B．输液、输血

C．抗生素预防感染　　D．吸氧
E．给予镇静剂

※104．在进行身体评估时，下列哪些措施不正确
A．监测血压、脉搏、呼吸
B．腹部检查时应注意胎位有无异常
C．做好输血输液准备
D．做肛门检查
E．超声检查

（105、106题共用题干）
患者，男，28岁。因溺水，被救出时呼吸、心跳已停止，立即由一人行心肺复苏术。

105．行胸外心脏按压时，图中部位正确的是
A．A　　B．B　　C．C
D．D　　E．E

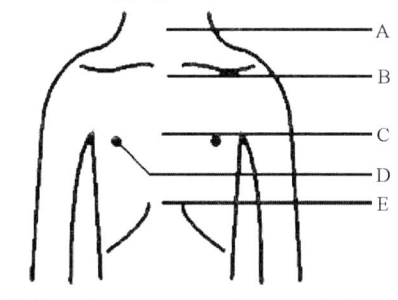

106．胸外心脏按压与人工呼吸的比例为
A．5∶2　　B．20∶2　　C．10∶2
D．30∶2　　E．25∶2

（107～112题共用题干）
患者，男，23岁。溺水，被救出时呼吸、心跳已停止。

107．急诊送入医院后，值班护士在值班医生到达之前，应进行
A．准备床单位　　B．吸痰
C．给氧　　D．心肺复苏
E．卫生处置

108．抢救过程中，护士应如何处理医生的口头医嘱
A．立即执行
B．因未见书面医嘱，不予执行
C．复述一遍，确认无误后立即执行
D．写下交医生签字后执行
E．与另一护士核对后执行

109．抢救时，医务人员被告知其电击后已4分钟，此时，资料的来源为
A．其他卫生保健人员　　B．陪送人员
C．患者本人　　D．病历
E．文献资料

110．抢救成功后，患者需留院观察，患者的留观时间一般为
A．1～3日　　B．3～5日

C．3～7日　　D．5～7日
E．7～14日

111．患者在家属的陪伴下，去医院花园散步，护士应将其病床
A．整理为备用床　　B．整理为暂空床
C．整理为麻醉床　　D．患者整理
E．家属整理

112．患者身体虚弱，需用轮椅。护士在协助患者坐轮椅时，做法错误的是
A．协助患者坐稳
B．轮椅后背与床尾平齐，面向床头
C．下坡时减慢速度
D．注意观察病情
E．嘱咐患者身体向前靠

（113、114题共用题干）
患者，男，48岁。有吸烟史20年。4年前开始出现左足发凉、足背动脉搏动减弱等症状，诊断为血栓闭塞性脉管炎。近1年来病情逐渐加重，夜间常屈膝抱足而坐，彻夜难眠。

113．患者夜间抱足而坐的主要原因是
A．静息痛　　B．肌肉痉挛
C．下肢麻木　　D．肢端麻木
E．肢体感觉迟钝

114．促进侧支循环的建立，护士健康宣教时应告知患者
A．戒烟　　B．防潮
C．保暖　　D．防外伤
E．进行勃格运动

（115～118题共用题干）
患者，女，21岁。不慎从高处坠落，伤及右腰肋部，感觉腰腹疼痛，急诊就医。查体：面色苍白，脉搏112次/分，血压82/50mmHg，右侧上腹部略隆起，有压痛，无反跳痛，轻度肌紧张。B超检查：右肾轮廓不清，右肾周中度积液。血常规示血红蛋白92g/L。尿常规示尿外观红色，镜检红细胞满视野。

115．此患者应考虑为
A．胆囊损伤　　B．肝损伤
C．升结肠损伤　　D．右肾损伤
E．右下肺挫伤

116．目前的处理原则是
A．立即止血　　B．给予镇痛药物
C．立即手术　　D．卧床休息
E．密切观察病情，积极抗休克治疗

117．该患者目前护理评估中最重要的是
A．受伤局部状况　　B．受伤史
C．有无血尿　　D．有无腹部包块
E．伤者的生命体征

118. 该患者目前最重要的护理问题是
A. 疼痛　　　　　B. 体液过多
C. 尿潴留　　　　D. 恐惧/焦虑
E. 组织灌注量改变

（119、120题共用题干）

患儿，女，10个月。腹泻、呕吐3日，2日来尿少。查体：皮肤弹性差，前囟及眼窝极度凹陷，精神委靡，脉细弱，四肢发凉，血清钠128mmol/L。

119. 此患儿脱水应为
A. 中度高渗性脱水　B. 中度低渗性脱水
C. 重度低渗性脱水　D. 中度等渗性脱水
E. 重度等渗性脱水

120. 依据该患儿脱水性质和程度，补液首选的液体为
A. 2∶1等张含钠液　B. 1/4张含钠液
C. 2/3张含钠液　　D. 1/2张含钠液
E. 1/3张含钠液

模拟试题三

专业实务

一、I型题（A₁/A₂型题）：请从各题 A、B、C、D、E 五个备选答案中选择一个最佳答案，并在答题卡上将相应题号对应答案所属的方框涂黑。

1. 外伤部位如下图，最可能受伤的腹腔脏器是
   A. 脑　　B. 脾　　C. 肝
   D. 肺　　E. 肾

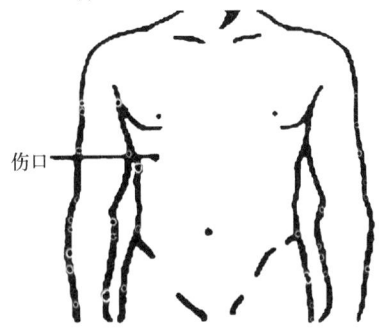

2. 高钾与低钾血症相同的症状是
   A. 心动过速　　　　B. 乏力、软瘫
   C. 舒张期停搏　　　D. 腹胀、呕吐
   E. 心电图 T 波低平

3. 护士小王看见患者在医院的处方上乱画，急忙将患者手中的处方拿走，结果导致患者情绪激动大声吵闹。带教老师见状对患者说："对不起，请您不要着急，您有什么问题我们一定尽力帮助解决。"带教老师使用的是
   A. 劝说性语言　　　B. 安慰性语言
   C. 指令性语言　　　D. 鼓励性语言
   E. 积极的暗示语言

4. 护士长因陈护士经常因为孩子请假、影响工作而不满；陈护士则认为护士长对她不体谅、缺乏人情味，为此两人关系一直比较紧张。影响她们关系的主要原因是
   A. 期望值差异　　　B. 角色压力过重
   C. 经济压力过重　　D. 角色责任模糊
   E. 角色权利争议

5. 患者，女，42 岁。因卵巢癌住院，常常哭泣，并且焦虑不安。对该患者首选的护理措施是
   A. 倾听其倾诉并给予安慰
   B. 通知主管医生
   C. 让家属探视
   D. 同意家属陪伴
   E. 给予镇静药

6. 某初产妇，38 岁，因宫内妊娠 39 周临产入院，G1P0，LOA，子宫口近全时，胎膜自然破裂，听胎心 170 次/分，立即给予左侧卧位，吸氧，静脉注射葡萄糖和维生素 C，持续进行胎心电子监护，并做好手术助产的准备，此时给予葡萄糖和维生素 C 的主要目的是
   A. 加强母体和胎儿营养
   B. 加强胎儿对缺氧的耐受性
   C. 加强胎儿能量和抵抗力
   D. 加强母体对缺氧的耐受性
   E. 加强母体能量和抵抗力

7. 患者，女，43 岁。G3P2。因同房后有血性分泌物 5 日就诊。行宫颈刮片细胞学检查结果为巴氏Ⅳ级。患者询问该检查结果的意义，下列解释正确的是
   A. 轻度炎症　　　　B. 重度炎症
   C. 可疑癌症　　　　D. 高度可疑癌症
   E. 癌症

8. 卵巢动静脉通过的韧带是
   A. 卵巢固有韧带　　B. 子宫圆韧带
   C. 卵巢悬韧带　　　D. 宫骶韧带
   E. 主韧带

9. 法洛四联症患儿缺氧发作时，使用普萘洛尔进行治疗的目的是
   A. 纠正代谢性酸中毒　B. 控制惊厥
   C. 减慢心率　　　　D. 抑制呼吸中枢
   E. 减少水钠潴留

10. 患儿，女，7 岁。因呕吐、高热、烦躁与惊厥半日入院。评估：体温 39.5℃，心率 114 次/分，左下肢呈半屈曲状，膝上部股骨下段处剧痛，局部红、肿、热且有压痛，分层穿刺抽出混浊液体，涂片为脓细胞。初步诊断该患儿为
    A. 慢性血源性骨髓炎　B. 外来性骨髓炎
    C. 慢性骨髓炎　　　　D. 急性血源性骨髓炎
    E. 创伤后骨髓炎

11. 实习生小王到医院儿科病房实习第 3 日，学习给婴幼儿喂药。幼儿喂药正确的方法是
A. 不可给饮料　　　　B. 指导其自己服药
C. 轻轻捏住双侧鼻孔　D. 不可用药匙给药
E. 用药杯喂药

12. 患者，男，32 岁。在硬膜外麻醉下行左腹沟斜疝修补术。恰当的术后饮食护理是
A. 术后应禁食 48 小时
B. 术后即进普通饮食
C. 术后应胃肠减压
D. 术后应静脉供给营养 3 日
E. 若术后 6 小时无恶心即可进流质饮食

13. 患者，男，30 岁。肛周伤口反复破溃伴有少量溢液。在此种情况发生前，患者最可能患有
A. 直肠癌　　　　　　B. 外痔
C. 直肠脱垂　　　　　D. 肛裂
E. 直肠肛管周围脓肿

14. 患者，女，56 岁。腹胀、肛门停止排气排便 2 日，3 年前曾因胃溃疡行胃大部切除术。查体：腹部叩诊鼓音，肠鸣音 12 次/分，有气过水声。为明确诊断，首选的检查方法是
A. 腹部 X 线　　　　B. 腹部 B 超
C. 诊断性腹腔穿刺　　D. 纤维胃镜检查
E. 腹部 CT 检查

15. 家长在换尿布时发现婴儿大便为黄绿色，且粪水是分开的，护士给予的解释是
A. 进食不足　　　　　B. 消化不良
C. 进食过量　　　　　D. 肠道感染
E. 婴儿腹泻

16. 急性血源性骨髓炎的好发部位是
A. 骨密质　　　　　　B. 骨松质
C. 短骨　　　　　　　D. 扁骨
E. 长骨的干骺端

17. 患者，女，32 岁。左乳头溢血性液体半个月，首先考虑
A. 乳腺炎　　　　　　B. 乳管内乳头状瘤
C. 乳房纤维腺瘤　　　D. 乳房囊性增生症
E. 乳腺炎

18. 患儿，男，6 岁。患肾病综合征，用肾上腺皮质激素治疗 6 个月，出现水肿减轻、食欲增加、双下肢疼痛。药物不良反应中最应重视的是
A. 白细胞减少　　　　B. 消化道溃疡
C. 骨质疏松　　　　　D. 库欣综合征
E. 高血压

19. 患儿，女，4 个月。因腹泻入院，近 3 日来发现臀部皮肤发红并伴有皮疹。护士在做臀部皮肤护理操作时错误的是

A. 可用鹅颈灯照射臀部　B. 照射时间 15～20 分钟
C. 烤灯前涂油　　　　　D. 每次便后用温水洗净
E. 洗后用小毛巾吸干水分

20. 患者，女，从分娩后的 2 日起，持续 3 日体温在 37.8℃左右，子宫收缩好，无压痛，会阴伤口红肿、疼痛，恶露淡红色，无臭味，双乳软，无硬结。发热的原因最可能是
A. 急性子宫内膜炎　　B. 乳腺炎
C. 会阴伤口感染　　　D. 上呼吸道感染
E. 急性盆腔炎

21. 患者，女，46 岁。近年月经紊乱，咨询避孕措施。应指导其选用
A. 口服避孕药　　　　B. 注射避孕针
C. 安全期避孕　　　　D. 避孕套
E. 宫内节育器

22. 患者，女，28 岁，孕 27 周。因胎儿畸形行引产术后 2 周，感自责、自罪，并有自伤行为，该患者最可能发生的心理障碍是
A. 产后自残　　　　　B. 产后焦虑
C. 产后沮丧　　　　　D. 产后抑郁
E. 产后紧张

23. 为防止全麻时呕吐物误吸，术前禁食禁饮的时间是
A. 2 小时禁食，1 小时禁水
B. 4 小时禁食，2 小时禁水
C. 8 小时禁食，3 小时禁水
D. 10 小时禁食，4 小时禁水
E. 12 小时禁食，4～6 小时禁水

24. 引起细菌性扁桃体炎最多见的病原体是
A. 溶血性链球菌　　　B. 流感嗜血杆菌
C. 肺炎链球菌　　　　D. 葡萄球菌
E. 克雷伯杆菌

25. 患者，男，66 岁。肝硬化病史 3 年，伴大量腹水 3 日入院，入院后大量利尿放腹水，治疗中患者出现欣快激动、吐字不清，但能正确回答问题，有扑翼样震颤。该患者可能合并的并发症是
A. 上消化道大出血　　B. 肝性脑病
C. 脑血管意外　　　　D. 肝肾综合征
E. 感染

26. 患者，女，56 岁。诊断为胰头癌，行胰头十二指肠切除术，术后出现高血糖。经一段时间治疗后患者拟于明日出院。正确的饮食指导原则是
A. 低脂，低糖，低蛋白
B. 高脂，低糖，低蛋白
C. 高脂，高糖，高蛋白
D. 低脂，低糖，高维生素
E. 低脂，高糖，高纤维素

27. 急性肾衰竭少尿期的补液原则是
A. 生理需要量+额外丧失量
B. 每日的排出量+生理需要量
C. 量出为入，宁少勿多
D. 等于每日的排出量
E. 每日排出量的1/3～1/2

28. 患者，男，31岁。胃肠道术后第1日尚未排气，但患者感觉饥饿要求进食。护士首先应采取的措施是
A. 直接拒接患者的请求
B. 询问患者想进食的食物
C. 告知其不能进食的原因
D. 告知可进食的食物种类
E. 直接将此情况报告医生

29. 患者，女，31岁。产后4周，右侧乳房肿胀、疼痛，伴畏寒发热6小时，血常规显示白细胞计数$14.6×10^9$/L。下列处理措施错误的是
A. 应用抗生素　　B. 切开引流
C. 物理降温　　　D. 局部湿敷
E. 停止患侧乳房哺乳

30. 患者，男，56岁。患慢性肺源性心脏病，医嘱给氧。氧气表上减压器的作用是
A. 便于检查氧气装置有无漏气
B. 将来自筒内的压力自动减小，使流量平稳输出
C. 氧气自筒内输出的途径
D. 测量每小时氧气流出量
E. 当氧流量过大、压力过高时能自动放气，保证安全

31. 患者，女，56岁。受凉后感冒发热，体温39.5℃。物理降温后的体温绘制符号及连线是
A. 红点蓝虚线　　B. 蓝点红虚线
C. 红圈红虚线　　D. 蓝圈红虚线
E. 红圈蓝虚线

32. 患者，男，50岁。身高165cm，体重90kg，患糖尿病5年。因肺部感染、高热、卧床多日。下列对患者的护理措施错误的是
A. 适当增加营养
B. 避免潮湿摩擦
C. 骨骼突起处垫橡胶圈
D. 保持皮肤清洁、干燥
E. 避免局部长期受压

33. 患者，男，68岁。患有多种慢性疾病，医嘱需要同时服用下列几种药物。服用前需数心率的药物是
A. 阿奇霉素　　　B. 索米痛片
C. 健胃消食片　　D. 阿莫西林
E. 地高辛

34. 在倾听患者谈话的过程中，下列哪项是不可取的
A. 集中精神
B. 不可随意打断患者的谈话
C. 双方保持合适的距离
D. 全神贯注
E. 持续的目光接触

35. 5个月婴儿，接种百白破混合疫苗1日后，体温37.2℃，上臂外侧出现红、肿、热、痛，红肿直径在3.5cm。应考虑是下列哪种情况
A. 接种后局部弱反应　　B. 接种后局部中度反应
C. 接种后局部强反应　　D. 接种后全身反应
E. 接种后过敏反应

36. 母乳中的乙型乳糖可促进肠道中
A. 变形杆菌的生长　　B. 大肠埃希菌的生长
C. 白色念珠菌的生长　　D. 乳酸杆菌的生长
E. 葡萄球菌的生长

※37. 给车祸致昏迷行患者留置导尿，留置导尿管防止逆行感染的措施错误的是
A. 男患者用苯扎溴铵棉球擦拭尿道口及龟头等
B. 每周定时更换集尿袋
C. 随时倾倒尿液
D. 尿液混浊时进行膀胱冲洗
E. 女患者每日用碘伏棉球擦拭外阴及尿道口1～2次

38. 患者，男，58岁。因脑血栓形成导致右侧肢体偏瘫而入院，现病情已稳定，医嘱二级护理。次日凌晨3时，患者坠床造成颅内出血，虽经全力抢救，终因伤势过重死亡。该事故属于
A. 三级医疗事故　　B. 二级医疗事故
C. 一级医疗事故　　D. 护理差错
E. 医疗差错

39. 患者，男，25岁。以颅脑外伤入院。意识不清、谵妄、抽搐。护理该患者时，哪项措施是错误的
A. 工作人员动作轻柔，关心患者
B. 头偏向一侧
C. 将压舌板放于上下门齿间，以防舌咬伤
D. 给予鼻饲或静脉高营养支持
E. 适当使用床档或保护具，确保安全

40. 患者，女，72岁。因反复咳嗽、咳痰多年，加重3日，门诊以慢性支气管炎收入院。遵医嘱做咽拭子培养。护士采集标本错误的操作是
A. 嘱患者张口发"啊"音，暴露咽喉部
B. 应于进食2小时后进行
C. 患者先漱口
D. 用无菌长棉签蘸无菌生理盐水擦拭采集部位
E. 培养管口应在酒精灯火焰上消毒

41. 患者，男，60岁。因心力衰竭绝对卧床，患者

诉疼痛，护士发现患者骶尾部皮肤红、肿、起小水疱，皮下有硬结，有时有渗出，认为属于炎性浸润期压疮。该患者的饮食应选择

A. 低热量、高蛋白、低盐
B. 低盐、高蛋白、高维生素
C. 低热量、低蛋白、高维生素
D. 低脂肪、低蛋白、高维生素
E. 高脂肪、高蛋白、高维生素

42. 患者，女，70岁。脑血管意外，偏瘫，生活不能自理，为其进行口腔护理。选用0.02%呋喃西林溶液的作用机制是

A. 可消除口臭
B. 广谱抗菌作用
C. 促进溃疡愈合
D. 改变细菌生长的pH环境
E. 遇有机物时，放出新生态氧

43. 患者，女，35岁，已婚。外阴瘙痒、白带增多5日，白带悬滴法检查发现假丝酵母菌。患者应选用哪种药物阴道给药

A. 制霉菌素片
B. 磺胺类药物
C. 甲硝唑
D. 氯霉素
E. 雌激素

※44. 患者，男，65岁。脑血栓致右侧肢体瘫痪卧床4年。为预防压疮，一名护士帮助患者更换卧位时，下列哪项错误

A. 患者仰卧，双手放于腹部，安置好管道
B. 将患者肩、臀部移向护士远侧
C. 再移双下肢
D. 护士一手扶患者肩和腰部，一手扶臀和膝部
E. 轻推患者转向护士对侧，按侧卧法放置软枕

45. 患者，女，54岁。因直肠癌拟行手术治疗，医嘱"青霉素皮内试验"。护士给患者做皮试时，应选择的皮肤消毒剂是

A. 0.5%苯扎溴铵
B. 0.5%碘酊
C. 95%乙醇溶液
D. 70%乙醇溶液
E. 安尔碘

46. 患者，女，28岁。剖宫产后第3日。护士在治疗中使用无菌持物钳，下列哪项是不正确的

A. 无菌持物钳应浸泡在盛有消毒液的大口容器内
B. 消毒液面浸没无菌持物钳轴节以上2～3cm
C. 每个容器只能放一把无菌持物钳
D. 取无菌持物钳时应将钳端闭合
E. 可用无菌持物钳夹取消毒的油纱布

47. 患者，男，22岁。在战地演习中下肢意外受伤后处理不当，患气性坏疽。为预防交叉感染，其换药敷料最彻底、有效的灭菌方法是

A. 高压蒸汽灭菌法
B. 燃烧灭菌法
C. 先在日光下暴晒，然后清洗
D. 先用含氯消毒剂浸泡，再按医用垃圾分类处理
E. 先消毒，后清洗

48. 患者，女，60岁。确诊为急性呼吸窘迫综合征，给予面罩吸氧。为了使吸入氧能够达到53%需将氧流量调制

A. 10L/min
B. 6L/min
C. 4L/min
D. 8L/min
E. 2L/min

49. 患者，女，30岁。已停经2个月，医嘱黄体酮肌内注射。正确的操作是

A. 选择粗长针头注射
B. 消毒范围直径4cm
C. 乙醇溶液消毒皮肤
D. 进针角度为30°
E. 见回血后方可推药

50. 患者，男，30岁。因细菌性痢疾而入院。对该患者采取的护理措施中，不正确的是

A. 酌情给予流质或半流质食物
B. 给予高蛋白饮食
C. 给予胃肠道隔离
D. 留取大便标本送检
E. 记录排便的性状、次数

※51. 患者，女，30岁。扁桃体炎，8日前注射青霉素后出现皮肤瘙痒、腹痛。查体：体温37.8℃，膝关节肿痛，全身淋巴结肿大，该患者可能发生了

A. 呼吸系统过敏反应
B. 消化系统过敏反应
C. 血清病型反应
D. 过敏性休克
E. 关节炎

52. 患者，女，40岁。突然呕血急诊入院，经检查，诊断为消化性溃疡、胃出血。医嘱输血，预防溶血反应的措施不包括

A. 严格执行"三查、八对"制度
B. 输入2袋以上血液时，2袋血之间需输入少量0.9%氯化钠溶液
C. 输血前肌内注射异丙嗪
D. 血液中勿随意加入药物
E. 血液不能加温、震荡

53. 患者，男，70岁，膀胱癌术后接受顺铂化疗，给药后护士遵医嘱给患者输入大量液体急性水化。此做法是为了防止药物对患者产生

A. 肾功能损害
B. 骨髓抑制
C. 胃肠道反应
D. 肝功能损害
E. 脑功能损害

54. 在治疗性沟通的交谈阶段，护士提出问题时应注意的是

A. 为节约时间，可同时提出好几个问题
B. 问题要符合患者的职业、年龄和文化

C. 为准确表达，应多使用专业术语
D. 只能使用闭合式提问
E. 为了简洁，尽可能使用医学名词的简称或英文缩写阐释

55. 全麻患者完全清醒的标志是
A. 能睁眼看人　　B. 能说话
C. 呻吟翻身　　　D. 能正确回答问题
E. 睫毛反射恢复

56. 护士因未严格执行查对制度，将1床患者的青霉素注射给2床患者，造成2床患者死亡。此事故属于
A. 一般护理差错　　B. 四级医疗事故
C. 三级医疗事故　　D. 二级医疗事故
E. 一级医疗事故

57. 患者，男，56岁，患肝硬化3年，因肝性脑病入院。为防止患者病情加重，应给予
A. 低脂肪饮食　　B. 低蛋白饮食
C. 低嘌呤饮食　　D. 低胆固醇饮食
E. 低盐饮食

58. 患者，女，38岁。口腔手术后需鼻饲维持营养，护士为其插胃管，在插胃管的过程中，患者出现恶心，举手示意难受。护士应采取的措施是
A. 立即拔出胃管以减轻反应
B. 稍停片刻嘱患者做深呼吸，缓解后继续插管
C. 加快插管速度以减轻反应
D. 暂停插管并嘱患者深呼吸
E. 嘱患者头向后仰

59. 患者，男，25岁。春游时闻到某种花粉气味后，突然出现呼吸急促、大汗淋漓、心率加快。到医院就诊护士应立即给他采取的卧位是
A. 中凹卧位　　B. 半坐卧位
C. 端坐位　　　D. 头高足低位
E. 头低足高位

※60. 护士小李和同事合作铺备用床，她们在操作过程中不正确的是
A. 病室内有患者进餐时应注意动作轻、稳，以免尘土飞扬
B. 两人动作协调一致，注意节力
C. 操作中，身体尽量靠近床边
D. 用物按使用先后顺序放置
E. 病室内无患者治疗

61. 患者，男，56岁。因肺炎入院。护士在为其准备病历时，排在第一的是
A. 临时医嘱单　　B. 出院护理记录单
C. 病程记录　　　D. 体温单
E. 长期医嘱单

62. 患儿，男，8岁。扁桃体切除术后伤口局部有少量出血。为配合止血可在患儿颌下
A. 放置热水袋　　B. 放置冰囊
C. 用乙醇纱布湿敷　D. 进行红外线照射
E. 湿热敷，水温40~60℃

※63. 患者，男，41岁。患阻塞性黄疸。患者大便颜色呈
A. 黑色　　　　B. 陶土色便
C. 鲜红色　　　D. 果酱样便
E. 黏液脓血便

64. 患者，男，73岁。肺癌晚期，表现为极度消瘦，卧床，生活无法自理。特别护理记录单的记录方法正确的是
A. 眉栏填写用红笔
B. 日间记录用铅笔填写
C. 夜间记录用铅笔填写
D. 护理记录单采用PO记录格式
E. 总结24小时出入量后记录于体温单上

65. 患者，男，18岁。由其父陪同入诊室，患者突然逃出诊室，边跑边喊："爸，快跑！这房间有毒气。"该患者的症状是
A. 感觉缺失　　B. 幻嗅
C. 感觉过敏　　D. 夸大妄想
E. 幻味

66. 正常男婴，7个月，判断他能用示指和拇指捏取小豆子或小珠子的年龄大概在
A. 15~18个月　　B. 12~15个月
C. 3~4个月　　　D. 9~10个月
E. 6~7个月

67. 关于急性感染性喉炎治疗，下面哪项是错误的
A. 早期足量抗生素　B. 应用肾上腺皮质激素
C. 超声雾化吸入　　D. 可待因肌内注射
E. 异丙嗪肌内注射

68. 患儿，男，3岁。发热3日，体温38.6~39.9℃，面色苍白，呻吟，呼吸困难，呼吸55~65次/分，心率150~170次/分，心音低钝，肝肋下2cm，双肺可闻及中量的细小湿啰音，X线片示双肺大小不等的片状阴影，白细胞$14×10^9$/L。患儿用抗生素治疗时间正确的是
A. 体温正常后
B. 体温正常后3日
C. 体温正常后5日，临床症状消失后3日
D. 10~14日
E. 7~10日

69. 患者，女，34岁。农民，在田间喷洒有机磷农药时不慎中毒。其瞳孔变化是
A. 瞳孔正常　　B. 瞳孔大小形态不规则
C. 双侧瞳孔扩大　D. 针尖样大小

E. 瞳孔不等大

70. 患者因在家中用液化气热水器洗澡时突然头晕目眩，不省人事，亲人发现后遂急诊入院，诊断为一氧化碳中毒。患者最先受累的脏器是
A. 脑　　B. 心　　C. 胃
D. 肺　　E. 肠

71. 甲状腺功能亢进症患者最常见的情绪改变是
A. 神经过敏　　B. 抑郁
C. 激动易怒　　D. 悲伤
E. 注意力不集中

72. 中医学的基本特点是
A. 人体是一个有机的整体
B. 辨证与论治密不可分
C. 整体观念和辨证论治
D. 确定治疗的前提与依据
E. 人与自然环境密切相关

73. 中药"四气"中"四"指的是
A. 升、降、出、入　　B. 升、降、浮、沉
C. 寒、热、温、凉　　D. 望、闻、问、切
E. 气、血、津、液

74. 强迫症的发病年龄通常出现在
A. 老年期　　B. 中年期
C. 壮年期　　D. 青少年期
E. 婴幼儿期

75. 乙脑病毒主要侵犯的人体系统是
A. 呼吸系统　　B. 免疫系统
C. 循环系统　　D. 中枢神经系统
E. 骨骼肌肉系统

76. 小儿年龄分期中生长发育最快的是
A. 幼儿期　　B. 学龄期
C. 婴儿期　　D. 青春期
E. 学龄前期

77. 95%小儿动脉导管解剖上闭合的年龄为
A. 1个月　　B. 12个月
C. 18个月　　D. 2岁
E. 3岁

78. 护士长在清理抢救车时，发现抢救车内有一种药不是血管扩张药，护士长要将以下哪种药取出来
A. 硝普钠　　B. 利多卡因
C. 氨茶碱　　D. 硝酸甘油
E. 甲磺酸酚妥拉明

79. 患者，女，62岁。高血压史15年，晨起时突感右侧肢体无力，说话不流利。查体：神志清楚，血压正常，右侧鼻唇沟浅，伸舌向右侧偏斜，右侧上下肢体肌力0级，脑CT检查结果为低密度影。最可能的诊断是
A. 短暂性脑缺血发作　　B. 脑栓塞
C. 脑血栓形成　　D. 脑出血
E. 蛛网膜下隙出血

80. 患者，男，10岁。吃饭时突然中断、发呆、手中筷子落地，约10秒后正常，对发作无记忆。最可能的诊断是
A. 癫痫持续状态　　B. 癫痫强直-阵挛发作
C. 精神运动性发作　　D. 癫痫失神发作
E. 单纯部分性发作

81. 人体器官移植正确的描述是
A. 活体器官的捐献与接受需经过伦理委员会审查
B. 人体器官移植包括肝、心脏、肺、肾、骨髓等移植
C. 公民有捐献器官的义务
D. 任何组织或个人不得摘取未满20周岁公民的活体器官用于移植
E. 公民生前表示不同意捐献器官的，该公民死亡后，其配偶可以以书面形式表示同意捐献

82. 患儿，男，4岁。因皮疹、发热2日入院，皮疹呈向心性分布，查体：体温39℃，诊断为水痘。可以造成严重预后的是下列何种情况
A. 继发皮肤感染　　B. 使用激素
C. 合并肺炎　　D. 合并脑炎
E. 使用抗生素

83. 患者，女，30岁。妊娠8周，前来咨询孕期保健事宜。下述哪种说法不正确
A. 孕20周后每4周检查1次
B. 孕早期应做第1次检查
C. 孕16~20周做唐氏筛查，以了解是否患有糖尿病
D. 孕晚期每周检查1次
E. 遵医嘱做B超了解胎儿情况

84. 患儿，男，6岁。间歇性发热半月余，昏迷1日入院，诊断为结核性脑膜炎，准备给予抗结核治疗。总疗程至少应为
A. 24个月　　B. 6个月
C. 9个月　　D. 12个月
E. 18个月

85. 慢性肺源性心脏病患者出现下肢水肿的主要原因是
A. 左心功能不全　　B. 肾功能不全
C. 右心功能不全　　D. 呼吸衰竭
E. 下肢静脉血栓

86. 患者，男，52岁。既往有冠心病史一年，近3日腹泻、呕吐、尿少、烦躁不安，血压180/90mmHg，心率102次/分，PCWP为6mmHg，最恰当的治疗是
A. 静脉滴注硝普钠
B. 静脉注射毛花苷C
C. 静脉滴注去甲肾上腺素

D. 静脉滴注低分子右旋糖酐
E. 静脉注射维拉帕米

87. 患者，女，45 岁。患风湿性心脏病、心力衰竭。用地高辛、氢氯噻嗪治疗过程中出现厌食、恶心的原因为
A. 伴发尿毒症　　　B. 伴发急性胃肠炎
C. 伴发应激性溃疡　D. 伴发低钾血症
E. 洋地黄中毒

88. 患者，男，20 岁。住院心电图监测时发生心动过速，心率 162 次/分，血压正常，意识清楚，双肺呼吸音清晰。以下哪种心律失常多见于无器质性心脏病的年轻人
A. 心房颤动　　　　B. 心室纤颤
C. 心室扑动　　　　D. 室上性心动过速
E. 室性心动过速

89. 患者，男，38 岁。支气管哮喘病史 10 余年。护士对其进行评估时发现患者常常晚上散步。考虑与该患者哮喘无关的因素是
A. 狗　　　B. 花草　　　C. 鸡蛋
D. 散步　　E. 虾

90. 某婴儿日龄 5 日。出生时体重 3kg，目前体重 2.8kg。护士向妈妈解释孩子的体重将会恢复正常。下列解释正确的是
A. 3 日内恢复正常　　B. 7 日内恢复正常
C. 2 周内恢复正常　　D. 10 日内恢复正常
E. 3 周内恢复正常

91. 急性胰腺炎患者应慎用的药物是
A. 10%葡萄糖酸钙　　B. 奥曲肽
C. 生长抑素　　　　　D. 吗啡
E. 奥美拉唑

92. 患者，女，55 岁。车祸致心搏骤停，复苏成功后，护理时为保持呼吸道通畅最可靠的方法是
A. 口咽通气道　　　B. 气管插管
C. 鼻咽通气道　　　D. 喉罩
E. 上呼吸机

93. 患者，男，24 岁。在湖边游泳时不慎溺水，神志不清，呼吸微弱。被送到急诊室，医生不在场。护士处理正确的是
A. 立即控水，除颤
B. 立即呼叫医生，等待急救
C. 立即胸外心脏按压，保持气道通畅，人工呼吸
D. 立即心电监护，静脉补液
E. 立即进行人工呼吸

94. 患者，女，35 岁。劳动时无名指被割伤，肌肉外翻。争取清创的时间是
A. 3～5 小时内　　B. 4～6 小时内
C. 6～8 小时内　　D. 8～12 小时内

E. 24 小时以内

※95. 患者，女，45 岁。患支气管扩张 10 余年。查体：肩胛间区可闻及固定的湿啰音。该患者最可能的病因是
A. 支气管扩张并发肺部感染
B. 肺结核
C. 肺癌
D. 慢性支气管炎急性发作
E. 支气管先天性发育受损

96. 患者，男，75 岁。咳嗽、咳痰 25 年，加重伴气促 1 个月，可能发展为阻塞性肺气肿。下列哪项对诊断早期阻塞性肺气肿最有价值
A. 肺活量增加　　　　B. MBC 增加
C. RV 增加　　　　　D. RV/TLC 增加
E. 第一秒用力呼气量占用力肺活量的百分比

97. 患者，男，62 岁。诊断为慢性肺源性心脏病、慢性呼吸衰竭。该患者使用呼吸兴奋剂的指征是
A. 抽搐　　　　　　B. 缺氧
C. 呼吸深快　　　　D. 痰液黏稠不易咳出
E. 呼吸道通畅而呼吸表浅

98. 患者，男，33 岁。因车祸致左侧胸部损伤 1 小时入院，诊断为开放性气胸，做胸腔闭式引流治疗。护士对其进行正确健康教育的内容是
A. 有闭式引流瓶时要避免咳嗽
B. 有闭式引流瓶时要避免下地活动
C. 引流的目的是排出胸腔积气
D. 引流的目的是预防肺不张
E. 水封瓶下的引流管中气体溢出就可拔管

99. 患者，女，28 岁。发热 3 日，今晨起呼吸困难，鼻导管吸氧未见好转，查体：体温 39℃，脉搏 110 次/分，呼吸 28 次/分，血压 110/70mmHg，双肺闻及细湿啰音及管状呼吸音。动脉血气分析：PaO_2 50mmHg，$PaCO_2$ 45mmHg。胸部 X 线：双肺可见密度增高的大片阴影，临床诊断为急性呼吸窘迫综合征。最有效的通气方式是
A. 间歇正压通气　　B. 间歇指令通气
C. 压力支持通气　　D. 持续气道正压通气
E. 呼气终末正压通气

100. 患者，女，20 岁。无明显诱因出现双下肢水肿半个月，尿蛋白(++++)，测血压 145/88mmHg。引起水肿最主要的因素是
A. 抗利尿激素增多
B. 继发性醛固酮增多
C. 血浆胶体渗透压下降
D. 肾小球滤过率下降
E. 有效滤过压降低

101. 患者，男，45 岁。患肝硬化入院。自诉"皮肤

奇痒，睡觉时把皮肤都挠破"。皮肤瘙痒的原因最可能是

A. 凝血时间延长　　B. 高钾血症
C. 胆红素水平提高　D. 叶酸缺乏
E. 低蛋白血症

102. 沟通时，护士从患者的角度感受和理解患者的感情，而不是表达护士自己的情感。这种交流策略是

A. 核对　　B. 同情　　C. 移情
D. 沉默　　E. 反应

※103. 患者，女，50岁。糖尿病病史5年，2日前因呼吸道感染后诱发糖尿病酮症酸中毒急诊入院。该患者不可能出现的检查结果是

A. 尿糖阳性　　　　B. 尿酮阳性
C. 血糖升高　　　　D. 血白细胞计数升高
E. 糖化血红蛋白水平降低

二、Ⅱ型题（A_3/A_4型题）：下列每个病例下设若干考题，请根据各考题题干所提供的信息，从每道题A、B、C、D、E五个备选答案中选择一个最佳答案，并在答题卡上将相应题号对应答案所属的方框涂黑。

（104、105题共用题干）

患者，男，36岁。因夫妻吵架后感到情绪压抑，服用地西泮，被家人发现后及时送来医院急救。患者呼吸呈由浅慢逐渐加深加快，又由深快逐渐变为浅慢，继之暂停30秒后再度出现上述状态的呼吸。

104. 该患者手术后安置在ICU，需要对其进行
A. 个案护理　　　　B. 功能制护理
C. 责任制护理　　　D. 整体护理
E. 临床路径

※105. 经过精心治疗和护理，患者病情稳定转科至普通外科病房。为提供优质护理服务，目前倡导的护理工作模式是
A. 整体护理　　　　B. 功能制护理
C. 小组式责任制护理　D. 小组护理
E. 临床路径

（106、107题共用题干）

患者，女，25岁。头部外伤4小时急诊入院。查体：呼唤能睁眼，回答问题不切题，头痛存在，双侧瞳孔等大、等圆，直径3mm，对光反射灵敏。

106. 该患者的GCS评分是
A. 9分　　　　B. 10分
C. 12分　　　D. 13分
E. 14分

107. 若患者烦躁不安，下列护理措施中不恰当的是
A. 加用床挡保护　　B. 立即给予镇静药
C. 必要时派人守护　D. 不强加约束，以免过分挣扎

E. 勤剪指甲，以防抓伤

（108、109题共用题干）

患者，女，19岁。3周前发热、伴流涕、咽喉肿痛，经治疗后病愈。近1周来自觉胸闷、心悸、疲乏无力。心电图示ST-T改变、三度房室传导阻滞，心肌酶学检查CK-MB增高。

108. 为预防该患者发生猝死，应采取的最佳治疗措施为
A. 安装永久起搏器
B. 安装临时起搏器
C. 严密心电监测
D. 使用阿托品注射液连续静脉滴注
E. 使用异丙肾上腺素连续静脉滴注

109. 若该患者经治疗后好转，需对患者进行健康指导，以下不妥当的是
A. 出院后即可参加工作和学习，但避免重体力劳动
B. 注意保暖，避免感冒
C. 出院后需继续休息2~3个月，6个月至1年内避免重体力劳动
D. 按时服用药物，不适随诊
E. 教会患者及家属测量脉搏及观察病情变化

（110~112题共用题干）

患儿，男，7岁。发热1日、惊厥3次来院就诊，查体：体温39.6℃，脉搏140次/分，呼吸45次/分，心音低钝，面色苍白，四肢末端冰凉。白细胞$14×10^9$/L，中性粒细胞0.75。

110. 该患儿诊断最可能的是
A. 颅内高压　　B. 中毒性痢疾
C. 呼吸衰竭　　D. 心力衰竭
E. 病毒性脑炎

111. 首选以下哪项检查可确诊
A. 心电图　　　B. 脑脊液检查
C. X线胸片　　D. 头颅CT
E. 大便培养

112. 最佳的护理诊断为
A. 潜在并发症：颅内高压
B. 组织灌注量改变
C. 营养不良
D. 体温过高
E. 气体交换受损

（113、114题共用题干）

患者，男，38岁。高热、腹泻、进行性呼吸困难入院，考虑为中毒性细菌性痢疾。

113. 护士正确的隔离技术操作是
A. 取下口罩后将清洁面向外折叠
B. 刷手从指甲开始刷至前臂
C. 脱隔离衣先解领口

D. 清洁的手可掀页撕取

E. 脱下不再穿的隔离衣时，清洁面向内折叠

114. 患者使用过的化纤织物，最好的消毒法是

A. 环氧乙烷气体消毒

B. 氯胺喷雾法

C. 紫外线照射法

D. 先在日光下暴晒，然后清洗

E. 过氧乙酸擦拭法

（115~118题共用题干）

患者，男，34岁。因内痔入院手术治疗。手术后给予换药、输液、坐浴等治疗。

115. 换药取用无菌溶液时，首先应核对

A. 瓶盖有无松动　　B. 溶液质量

C. 溶液浓度　　　　D. 溶液的瓶签

E. 瓶身有无裂缝

116. 换药使用无菌生理盐水时，先从瓶中倒出少许溶液的目的是

A. 冲洗瓶口　　　　B. 冲洗瓶盖

C. 检查溶液有无颗粒　D. 检查溶液有无混浊

E. 检查溶液有无变质

117. 换药后，护士浸泡消毒金属器械可选用的高效消毒剂是

A. 2%戊二醛溶液　　B. 甲醛

C. 0.2%过氧乙酸溶液　D. 75%乙醇溶液

E. 安尔碘

118. 坐浴的水温是

A. 32~34℃　　　　B. 36~37℃

C. 40~45℃　　　　D. 45~50℃

E. 50~55℃

（119、120题共用题干）

患者，女，38岁。慢性哮喘病史12年。最近感冒后病情加重，夜间咳嗽频繁，痰量多。查体：神志清，口唇轻度发绀；桶状胸；双肺叩诊过清音，呼吸低音，有干湿啰音。经定量雾化吸入治疗后病情缓解，但PaO₂（55mmHg）仍低。

119. 为防止病情进一步加重，最有效的措施是

A. 做腹式呼吸加强膈肌运动

B. 每日坚持用药

C. 进行家庭氧疗

D. 坚持步行或慢跑等全身运动

E. 保持情绪稳定

120. 护士鼓励患者记哮喘日记，其监测的内容不包括

A. 吸氧时间及次数　　B. 症状发作程度

C. 所应用的药物　　　D. 每日症状发作次数

E. 上次住院时间

实践能力

一、Ⅰ型题（A₁/A₂型题）：请从各题A、B、C、D、E五个备选答案中选择一个最佳答案，并在答题卡上将相应题号对应答案所属的方框涂黑。

1. 医院对无菌物品合格率的规定是

A. 70%　　B. 80%　　C. 90%

D. 100%　　E. 95%

2. 下列关于T管护理叙述正确的是

A. T管阻塞时应加压冲洗

B. 下床活动时引流袋应高于腰部

C. 胆总管下端阻塞时引流量增多

D. 正常胆汁色泽为深绿，较稀薄

E. T管造影显示通畅即可拔管

3. 下列哪项不是图示治疗方法的目的

A. 开发性气胸、张力性气胸

B. 胸腔穿刺术治疗下肺无法复张者

C. 剖胸手术后引流

D. 重建胸膜负压以保持纵膈的正常位置

E. 引流胆汁和减压

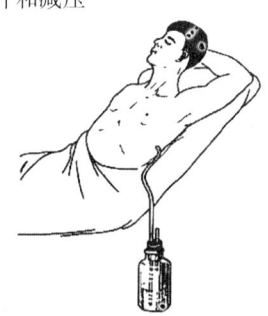

4. 产妇于胎盘娩出后，持续阴道出血，检查发现胎盘不完整，首选措施是

A. 按摩子宫

B. 按摩子宫，同时肌肉注射宫缩剂

C. 监测生命体征，注意观察尿量

D. 宫腔探查

E. 行剖腹探查

5. 关于羊水栓塞的急救护理哪项不正确

A. 加压给氧

B. 遵医嘱给予氨茶碱静脉注射

C. 协助医生行子宫切除术

D. 遵医嘱给予地塞米松抗过敏

E. 密切观察生命体征

6. 患者，女，35岁。曾经妊娠3次均在妊娠3个月时发生了自然流产。现停经2个月，妊娠试验阳性，无流血和腹痛。目前正确的护理是

A. 绝对卧床休息　　B. 宫颈内口缝扎

C. 有宫缩时卧床休息　D. 有出血时再处理

E. 预防性口服沙丁胺醇

7. 尿毒症晚期患者的呼气中可有
A. 尿味　　　　B. 樱桃味
C. 大蒜味　　　D. 甜味
E. 烂苹果味
8. 胎膜早破预防性使用抗生素的指征是
A. 破膜2小时以上　B. 破膜4小时以上
C. 破膜8小时以上　D. 破膜10小时以上
E. 破膜12小时以上
9. 下列哪种情况最不易出现骨盆狭窄
A. 尖腹　　　　　B. 悬垂腹
C. 腹部有妊娠纹　D. 背部菱形窝不对称
E. 脊髓灰质炎患者
10. 关于持续性枕后位的临床表现，下列哪一项是正确的
A. 产妇无自觉不适
B. 不会导致产程延长
C. 胎心在脐周听最清楚
D. 不会导致宫颈水肿
E. 产妇过早屏气用力
11. 全肺切除术后患者，正确的护理措施是
A. 取健侧卧位
B. 输液速度为60滴/分
C. 取患侧1/4侧卧位
D. 24小时补液量3000ml
E. 胸腔引流管一般呈开放状态
12. 肺源性心脏病肺动脉高压形成的最主要因素是
A. 缺氧　　　　　B. 血容量增加
C. 血液黏稠度增加　D. 继发性红细胞增多
E. 肺部毛细血管微小栓子形成
13. 急进性高血压患者，多以下列哪种器官的功能损害最为严重
A. 肝　　　B. 脑　　　C. 眼底
D. 心脏　　E. 肾
14. 患者，女，60岁。吸烟史13年，脑出血患者，经治疗后病情稳定，拟出院。错误的出院指导是
A. 绝对卧床休息　B. 低盐、低胆固醇饮食
C. 戒烟　　　　　D. 避免情绪激动
E. 保证充足睡眠
15. 给予肺炎高热患者降温处理时，正确的操作是
A. 采取物理方法逐渐降温，防止脱水
B. 小儿患者应及时用阿司匹林降温，防止惊厥
C. 为防止病情加重，患者出汗后减少擦拭，更衣
D. 快速降温，使体温降至正常
E. 松解衣服，自行降温
16. 乙脑与流脑最有鉴别意义的是
A. 体温的高低　　B. 脑膜刺激征
C. 发病季节　　　D. 皮肤瘀点、瘀斑
E. 意识障碍程度
17. 预防破伤风的健康教育重点是
A. 控制痉挛　　　B. 避免不洁生产
C. 对症治疗　　　D. 保证营养
E. 预防感染
18. 阿尔茨海默病的早期症状主要为
A. 记忆障碍　　　B. 性格改变
C. 易怒　　　　　D. 妄想
E. 幻觉
※19. 下列哪种疾病可采用热疗
A. 腰痛　　　　　B. 外伤
C. 牙痛　　　　　D. 急性阑尾炎
E. 鼻翼旁疖肿
20. 濒死期患者皮肤的特点哪项不正确
A. 发绀　　　　　B. 湿冷
C. 苍白　　　　　D. 铅灰色
E. 弹性增高
21. 患者，男，68岁。胃溃疡12年。听说胃溃疡会发生癌变后闷闷不乐，一言不发，暗自垂泪，感觉自己没有未来，担心拖累家人。目前其心理反应最可能为
A. 烦躁　　B. 焦虑　　C. 抑郁
D. 恐惧　　E. 孤独
22. 哮喘急性发作时，患者需要采取端坐卧位，该卧位属于
A. 主动卧位　　　B. 被动卧位
C. 稳定性卧位　　D. 强迫卧位
E. 不稳定性卧位
※23. 甲状腺功能亢进症患者心血管系统症状中具有特征性的是
A. 睡眠时心率仍快　B. 周围血管征
C. 心房颤动　　　D. 心悸
E. 心力衰竭
24. 患者，男，40岁。5小时前负重物时，右侧斜疝被嵌顿，提示疝内容物已发生缺血坏死。应做好急诊手术前准备的临床表现是
A. 疝块增大，不能回纳
B. 局部有剧烈疼痛
C. 疝块紧张发硬，有触痛
D. 阵发性腹痛伴呕吐
E. 全腹有压痛，肌紧张
25. 患者，男，25岁。患有白血病。患者在活动后突然头痛、呕吐、视物模糊、意识不清。护理措施不妥的是
A. 头略低保证脑供氧　B. 吸氧
C. 绝对卧床　　　D. 头部置冰帽
E. 迅速建立静脉通路

26. 患者，女，22岁。因双肘、腕、手指近端指间关节肿痛 5 年、加重 1 个月，以类风湿关节炎收入院，经休息、药物治疗后，病情缓解。最主要的护理措施是
A. 给予高热量、高蛋白饮食
B. 向患者介绍如何观察药物不良反应
C. 关节固定
D. 指导患者进行功能锻炼，要循序渐进
E. 长期卧床休息，避免疲劳

27. 患者，女，27 岁。因发热伴尿频、尿急、尿痛 1 日入院。下列护理措施中最重要的是
A. 低盐饮食
B. 低蛋白饮食
C. 尽量少喝水，减少尿量
D. 鼓励多饮水、勤排尿
E. 卧床休息

28. 患者，男，34 岁。因急性阑尾炎穿孔行阑尾切除术。术后 6 日，感腹部持续性胀痛，伴恶心呕吐，未排便排气。查体：全腹膨胀，肠鸣音消失，未触及腹部肿块，腹部 X 线片检查见小肠及结肠均有大量充气及气液平面。对于该患者的处理，最适宜的是
A. 立即剖腹探查
B. 口服钡剂全胃肠道透视
C. 腹腔穿刺，灌洗
D. 钡剂灌肠
E. 胃肠减压及支持疗法

29. 患者，男，63 岁。患肛瘘，常感肛门潮湿、瘙痒。符合患者目前病情的护理问题是
A. 疼痛
B. 有体液不足的危险
C. 活动无耐力
D. 有皮肤完整性受损的危险
E. 营养失调：低于机体需要量

30. 患者，女，34 岁，在接受经腹输卵管结扎术后，护士对其进行术后护理中错误的是
A. 督促其术后 12 小时内自解小便
B. 协助取平卧位
C. 排气前给予半流质饮食
D. 注意观察体温、血压、脉搏
E. 鼓励其术后 4~6 小时下床活动

31. 患者，女，48 岁。因发现近段时间出现不规则阴道流血、经量增多、阴道排液多且有恶臭来医院就诊。应该首选下列哪项检查
A. 内诊检查   B. 阴道侧壁涂片
C. 分段诊刮   D. 宫颈活检
E. 阴道分泌物悬滴检查

32. 卵巢癌患者术后第 1 日，护士协助其床上翻身活动时间应该在术后
A. 2~3 小时后   B. 4~5 小时后
C. 6~8 小时后   D. 10~12 小时后
E. 24~48 小时后

33. 患者，女，40 岁。完全性葡萄胎清宫术后 1 周，无阴道出血。护士行健康教育时告知患者出院后定期监测血、尿 HCG，其主要目的是
A. 了解卵巢黄素囊肿变化
B. 指导避孕方法
C. 了解子宫复旧情况
D. 及早发现恶变
E. 及早发现妊娠

34. 患者，男，60 岁。肝病面容，颈部及胸部有蜘蛛痣，近期反复鼻部出血。实验室检查：血红蛋白 90g/L，白细胞 $3.0×10^9$/L，血小板 $80×10^9$/L。该患者出现蜘蛛痣的最主要原因是
A. 脾功能亢进   B. 雄激素过多
C. 雌激素增多   D. 毛细血管脆弱
E. 维生素 C 缺乏

35. 患者，男，54 岁。肝硬化病史 5 年，近 2 个月出现肝进行性增大、肝区持续性疼痛，腹水为血性。该患者可能的并发症是
A. 感染   B. 肝性脑病
C. 肝肾综合征   D. 原发性肝癌
E. 上消化道出血

36. 患者，男，55 岁。肝硬化病史 5 年，今晨剧烈咳嗽后呕咖啡色液体，伴神志恍惚、四肢湿冷、血压下降。患者目前存在的最主要的护理问题是
A. 焦虑   B. 活动无耐力
C. 体液不足   D. 体温过高
E. 气体交换受损

37. 患者，男，58 岁。肝硬化病史 4 年，今晨剧烈咳嗽后呕咖啡色液体，伴神志恍惚、四肢湿冷、血压下降。入院后给其补液、输血治疗。给该患者输新鲜血的主要原因是
A. 防止肾衰竭   B. 防止心力衰竭
C. 防止呼吸衰竭   D. 防止肝性脑病
E. 防止电解质紊乱

38. 患者，男，35 岁。因外伤致骨盆骨折、直肠损伤，行切开复位内固定及结肠造口术。不正确的术后护理措施是
A. 多食含粗纤维的食物
B. 置气垫床
C. 平卧位和患侧卧位相互交替
D. 保持造口周围皮肤清洁
E. 进行上肢伸展运动

39. 某产妇，32岁。行胎盘剥离术后第5日出现下腹部疼痛，恶露增多，混浊有臭味，体温38℃。宫底脐下2指。宫体软，边界不清且有明显压痛，最有可能的诊断是
A．急性盆腔炎　　　　B．急性外阴、阴道炎
C．急性宫颈炎　　　　D．急性子宫内膜炎
E．盆腔血栓性静脉炎

40. 患者，女，27岁。结婚3年，性生活正常，原发性不孕就诊。16岁初潮，周期60日，经期6～8日，量中等，无痛经。经检查，男方精液常规检查正常。女性阴道畅、宫颈糜烂，呈颗粒状、子宫后位，大小及活动度均正常，附件无异常；基础体温测定呈单相型体温。该患者不孕原因为
A．宫颈炎　　　　　　B．子宫后位
C．无排卵　　　　　　D．黄体发育不良
E．黄体萎缩不全

41. 患者，女，48岁，诊断为多发性子宫肌瘤，拟行经腹全子宫切除术，术前责任护士给患者宫颈及阴道穹涂
A．2%碘酊　　　　　B．0.5%氯己定
C．1%龙胆紫或亚甲蓝　D．1∶1000苯扎溴铵液
E．1∶5000高锰酸钾

42. 患者，男，47岁。接受化疗，护士在静脉注射阿霉素20mg+0.9%NaCl溶液20ml时不慎将药液漏至血管外。下列哪项处理不正确
A．氢化可的松油膏外敷
B．局部热敷
C．支托痛处
D．普鲁卡因胺注入局部皮下
E．停止注射，拔出针头

43. 患者，女，50岁。G3P2，主诉腰骶部酸痛，有下坠感。妇科检查：患者平卧向下屏气用力，发现宫颈脱出阴道口，宫体仍在阴道内，其子宫脱垂为
A．Ⅰ度轻型　　　　　B．Ⅰ度重型
C．Ⅱ度轻型　　　　　D．Ⅱ度重型
E．Ⅲ度

44. 初孕妇，24岁，妊娠33周，胎方位LOA，因子痫前期轻度伴慢性胎儿窘迫入院。护理措施不正确的是
A．嘱孕妇计数胎动　　B．嘱孕妇右侧卧位
C．监测胎心　　　　　D．间断吸氧
E．做好心理护理

45. 患者，女，24岁。孕38周，阴道流液2小时入院，阴道液涂片镜见羊齿状结晶，无宫缩，臀先露，已入盆，宫口未开。以下护理措施正确的是
A．让产妇沐浴后休息　B．灌肠促进产程进展
C．每4小时听1次胎心　D．注意观察羊水的性状
E．给予抗生素防感染

46. 患者，女，27岁，停经42日，诊断：早孕。下腹部微痛伴阴道少量流血1日，下列那行护理措施不正确
A．卧床休息　　　　　B．保持大便通畅
C．禁止性生活　　　　D．阴道擦洗
E．密切观察阴道流血

47. 初孕妇，32岁，39周临产，试产4小时，宫缩2～3分钟一次，每次持续约50秒。听诊胎心132次/分。产妇在如厕时突然阴道有大量水流出。立即听胎心90次/分，检查见胎头仍高浮，首先考虑可能为
A．脐带绕颈　　　　　B．脐带脱垂
C．脐带过短　　　　　D．胎头受压
E．迷走神经兴奋

48. 患者，女，21岁。2个月前曾突发意识丧失，全身骨骼肌持续性强直收缩，脑电图异常。入院诊断为癫痫强直-阵挛发作，经治疗好转。护士在给患者进行出院用药指导时错误的是
A．联合用药大剂量开始　B．单一药物
C．坚持长期服药　　　　D．疗程4～5年
E．停药遵循缓慢和逐渐减量的原则

49. 患者，男，53岁。头部外伤后昏迷2小时，曾呕吐数次。入院测血压150/80mmHg，脉搏60次/分，呼吸12次/分。考虑"脑挫裂伤"，给予非手术治疗。为及时发现小脑幕切迹疝，应重点观察
A．意识、肌张力　　　B．呼吸、体温、血压
C．血压、脉搏、尿量　D．瞳孔、肢体活动情况
E．压迫眶上孔的反应

50. 对8个月以上未患过麻疹的小儿，在接触患者后几日内接种麻疹疫苗有预防效果
A．1　B．2　C．3　D．4　E．5

51. 大面积烧伤患者，24小时内主要的护理措施是
A．自理护理　　　　　B．预防感染
C．镇静止痛　　　　　D．保证液体输入
E．保持呼吸道通畅

52. 患者，女，45岁。绝经综合征的表现哪项不正确
A．月经紊乱
B．阵发性潮热
C．骨质疏松
D．易发冠状动脉粥样硬化性心脏病
E．生殖器官逐渐萎缩，易发子宫肌瘤

53. 患者，男，72岁。因脑血管意外卧床2个月。为预防患者发生压疮，应采取的措施是

A．睡橡胶单上
B．紫外线照射
C．每日更换衣服与被服
D．局部置热水袋促进循环
E．定期更换体位与局部按摩

54．患者，男，30岁，持续高热，医嘱：血培养，该化验的目的是
A．测定肝功能
B．查找血液中的致病菌
C．测定非蛋白氮含量
D．测定血清酶
E．测定电解质

55．某风湿性心脏病二尖瓣狭窄患者，因发生急性肺水肿而急诊，给予乙醇湿化给氧及静脉注射吗啡5mg、呋塞米20mg等治疗。给乙醇湿化吸氧的目的是
A．消毒
B．兴奋呼吸中枢
C．缓解支气管痉挛
D．降低气道内泡沫表面的张力
E．稀释痰液

56．患者，女，46岁。久站后右下肢出现酸胀感，右小腿内侧可见静脉突起，诊断为下肢静脉曲张。对此患者健康宣教中不正确的是
A．尽量避免患肢外伤　　B．尽量避免久站
C．尽量减少下肢活动　　D．使用弹力袜
E．休息时抬高患肢

57．患者，女，27岁。乳腺癌扩大根治术后咨询护士可以妊娠的时间是术后
A．1年　　B．3年　　C．5年
D．7年　　E．9年

58．某产妇，孕39^{+1}周顺产一女婴，出生体重3500g，新生儿采用母乳喂养，第3日皮肤逐渐出现黄染，目前为生后第5日，食欲及大小便均正常，经皮肤测胆红素值为6mg/dl。护士对产妇进行健康指导，目前对婴儿正确的处置是
A．暂停母乳喂养　　B．抗感染治疗
C．蓝光照射治疗　　D．及时补充维生素
E．多晒太阳

59．患儿，男，1岁。因发热、咳嗽、气促2日入院，诊断为"肺炎"，入院第3日发现患儿严重腹胀、肠鸣音消失。最可能的并发症是
A．坏死性小肠炎　　B．低钠血症
C．低钾血症　　　　D．中毒性肠麻痹
E．消化功能紊乱

※60．患者，女，47岁。患支气管扩张20年。近半个月来咳嗽、咳痰加重，合并了厌氧菌感染。该患者痰液的特点为
A．黄绿色　　　　B．有恶臭
C．静置分层　　　D．大量脓痰
E．痰量与体位有关

61．患者，女，26岁。患支气管哮喘11年。患者做血常规检查，可能会出现下列哪项结果
A．单核细胞增多　　　B．淋巴细胞增多
C．中性粒细胞增多　　D．嗜碱性粒细胞增多
E．嗜酸性粒细胞增多

62．患者，男，55岁。因呼吸困难、咳嗽、下肢水肿7日入院。有慢性肺源性心脏病病史。入院后给予氧疗，判断其氧疗无效的指标是
A．呼吸加快　　B．尿量增加
C．血压上升　　D．皮肤变暖
E．心率减慢

63．临床上腰椎间盘突出好发于腰4～5及腰5～骶1，其主要原因是因为该部位
A．椎间盘较厚　　B．韧带松弛
C．血供差　　　　D．活动度大
E．肌肉松弛

64．患儿，女，5岁。3日前发热，发热第2日出疹，皮肤皱褶处见线状疹，有口周苍白圈，皮疹2～3日出齐后，体温渐退，1周来皮疹糠样脱屑，手脚有大片脱皮。最可能为
A．水痘　　B．猩红热　　C．风疹
D．麻疹　　E．幼儿急疹

65．患儿，1岁。出生后未接种卡介苗，最近发现其父有空洞性肺结核，与该患儿密切接触。对该患儿的恰当处理是
A．服助消化药　　B．服少量激素
C．加强营养　　　D．预防性服药
E．观察，不必处理

66．刚出生的女婴，诊断为新生儿轻度窒息。抢救的措施应首先
A．人工呼吸　　B．清理呼吸道
C．药物治疗　　D．胸外心脏按压
E．吸氧

67．患儿，男，足月新生儿。臀位产，出生后24小时突发惊厥，烦躁不安。查体：体温37.5℃，前囟饱满，双眼凝视，肌张力高，四肢抽搐，脉搏135次/分。该患儿的诊断最可能为
A．新生儿颅内出血　　B．新生儿破伤风
C．新生儿手足搐搦症　D．新生儿败血症
E．新生儿化脓性脑膜炎

68．患者，男，27岁。主诉在烈日下进行体力劳动5小时，大量出汗后口渴而饮水过多，盐分补充不足，体温正常。最可能的诊断是

A. 中暑　　　　　B. 热痉挛
C. 热衰竭　　　　D. 日射病
E. 热射病

69. 患者，男，43岁。炎热夏日，高温下连续在外工作，出现剧烈头痛、头晕、眼花、耳鸣、体温不高，考虑为日射病，来急诊就诊。护士首先应采取
A. 吸氧　　　　　B. 测量血压
C. 心电监护　　　D. 安慰患者
E. 头部用冰袋或冷水湿敷

70. 患者，男，34岁。因头部受伤入院。体检发现：血压135/90mmHg，鼻腔有脑脊液流出。以下护理措施不正确的是
A. 清洁鼻前庭　　B. 床头抬高15～30cm
C. 避免经鼻腔吸痰　D. 避免经鼻置胃管
E. 无菌棉球填塞鼻腔

71. 患者，男，36岁。半小时前在硬膜外麻醉下行甲状腺大部分切除术。麻醉床的正确铺法是
A. 橡胶中单和中单铺于床中部和床头
B. 橡胶中单和中单铺于床中部和床尾
C. 橡胶中单和中单铺于床头和床尾
D. 橡胶中单和中单铺于床中部
E. 橡胶中单和中单铺于床头

72. 患者，男，35岁。误服农药后到医院就诊，患者意识清醒，能够配合。护士应首先采取的措施是
A. 口服催吐法　　B. 注洗器洗胃法
C. 硫酸镁导泻法　D. 漏斗胃管洗胃法
E. 电动吸引器洗胃法

73. 下列哪种患者麻醉前用药不能使用阿托品
A. 任何施行全麻的患者
B. 甲状腺功能亢进的患者
C. 行上腹部手术的患者
D. 行盆腔手术的患者
E. 孕产妇

74. 临床医院供应室，应用最广、效果最可靠的灭菌法是
A. 日光暴晒法　　B. 浸泡法
C. 熏蒸法　　　　D. 燃烧灭菌法
E. 高压蒸汽灭菌法

※75. 患者，男，21岁。因右侧乳房肿块来院就诊。通过病理检查，诊断为乳腺癌晚期。给予脂肪乳、氨基酸等静脉滴注，用药4日后，注射部位沿静脉走向出现条索状红线，并有红、肿、热、痛等症状。输入脂肪乳、氨基酸等高浓度的药物时宜
A. 输液前给予激素治疗
B. 在确定针头已刺入静脉内再输入
C. 控制输液速度在每分钟20滴以下
D. 药物应充分稀释后应用
E. 在输液过程中最先滴入

76. 患者，女，34岁。有机磷农药中毒。患者出现烦躁不安、躁动。为保证患者安全，最重要的护理措施是
A. 护理动作要轻
B. 加床档，用约束带保护患者
C. 室内光线宜暗
D. 用牙垫放于上下臼齿之间
E. 减少外界刺激

※77. 某医院手术室1个月完成无菌手术1000台，按照手术室质量标准最多允许出现几例感染
A. 5　B. 4　C. 3　D. 2　E. 1

78. 患者，男，68岁。回族，因长期卧床出现便秘，自己要求食用粗粮等含膳食纤维较丰富的食物。这是受哪方面的直接影响
A. 宗教信仰　　　B. 心理因素
C. 营养知识　　　D. 年龄
E. 活动量

79. 患者，主诉头晕，导诊护士询问得知其有糖尿病病史8年，因此指导其挂内分泌科专家的门诊号。这属于门诊护士的哪一工作内容
A. 实施治疗　　　B. 预检分诊
C. 安排候诊　　　D. 健康教育
E. 消毒隔离

80. 患者，男，54岁。因外伤瘫致尿失禁，留置导尿管。预防尿路感染的护理措施正确的是
A. 定时挤压集尿袋以防引流不畅
B. 定时更换卧位
C. 定期消毒尿道口
D. 按医嘱进行膀胱冲洗
E. 按医嘱正确使用抗生素

81. 胡某是某护理部主任，近期被分派护理学院的专科护士培训、科内质量控制、医院建设新病房的筹划工作等，她感到工作压力很大，病房接受指导和控制也受到影响。这种情况说明在管理上没有得到有效遵循的原则是
A. 执行与监督分设原则
B. 管理层次的原则
C. 专业化分工与协助的原则
D. 精干高效原则
E. 有效管理幅度的原则

82. 患者，女，28岁。因车祸昏迷急诊入院，经医护人员全力抢救无效死亡。其家属情绪非常激动，对医护人员说"她这么年轻不可能就死了！你们是怎么治的？我家就这么一个孩子！"此时

影响家属心理状态的主要因素是
A．医生和家属交流受限
B．医院急救设备陈旧
C．医护人员技术水平欠佳
D．家属对结果无法接受
E．家属对医生的不信任

83．患者，女，30岁。脑血管意外卧床昏迷10日。给其做口腔护理应特别注意
A．动作轻稳勿伤黏膜　　B．开口器从门齿处放入
C．备吸水管　　　　　　D．涂甲紫
E．擦拭时勿触及咽部

84．患者，男，40岁，患风湿性心脏病二尖瓣狭窄，但住院期间护士遵医嘱给予患者心电监护，患者最易出现的是
A．室性前期收缩
B．二度2型房室传导阻滞
C．预激综合征
D．心房颤动
E．室性阵发性心动过速

85．患者，女，55岁。患慢性支气管炎、阻塞性肺气肿13年，半个月前因受凉出现发热、咳嗽、咳大量黏液脓痰，近1周来咳嗽无力，痰不易咳出。该患者最主要的护理诊断是
A．有体液不足的危险　　B．低效性呼吸型态
C．皮肤完整性受损　　　D．清理呼吸道无效
E．体温过高

二、Ⅱ型题（A₃/A₄型题）：下列每个病例下设若干考题，请根据各考题题干所提供的信息，从每道题A、B、C、D、E五个备选答案中选择一个最佳答案，并在答题卡上将相应题号对应答案所属的方框涂黑。

（86～89题共用题干）
患者，女，36岁。妊娠32周，自觉头痛、眼花1日，检查发现：血压160/115mmHg，胎心、胎位正常，水肿（++），尿蛋白（+++）。

86．该患者的诊断为
A．子痫　　　　　　B．妊娠反应
C．妊娠合并高血压　D．妊娠水肿
E．子痫前期

87．该患者出现以上症状的原因是
A．静脉淤血　　B．水钠潴留
C．全身小动脉痉挛　D．动脉硬化
E．心功能失代偿

88．首选的解痉药物是
A．地西泮　　B．卡托普利
C．冬眠合剂　D．阿托品
E．硫酸镁

89．护理该孕妇时，应特别注意的是
A．严格限制食盐摄入
B．平卧休息
C．服用镇静药
D．使用硫酸镁时有无中毒现象
E．不能服用降压药物

（90、91题共用题干）
患者，女，30岁。妊娠37周，子痫患者，家属急送入院。

90．下述护理措施错误的是
A．注意胎心和产兆
B．吸氧
C．密切观察生命体征
D．保持空气流通，光线充足
E．遵医嘱首先给予硫酸镁静脉注射

91．该产妇经剖宫产后，给予解痉、降压等治疗，产后10日出院。护士对其进行健康教育，错误的是
A．注意复查血压等
B．注意休息、营养
C．注意保持会阴清洁卫生
D．禁盆浴及性生活半个月
E．注意腹部伤口及恶露情况

（92～95题共用题干）
患者，男，68岁。间断性便秘20年，时有腹部胀痛，便后缓解。1日前用力排便时突发腹部剧痛、腹胀、恶心、未呕吐，停止排便排气。脉搏112次/分，血压80/60mmHg。全腹膨隆，以左侧明显；全腹压痛，以左下腹为重，伴肌紧张，反跳痛，移动性浊音阳性，肠鸣音消失。

92．对该患者应首先考虑
A．急性胰腺炎　　　　B．粪块堵塞引起肠梗阻
C．空腔脏器破裂　　　D．乙状结肠扭转
E．肠套叠

93．此时患者的水、电解质、酸碱代谢改变主要是
A．低氯低钠性碱中毒　B．低氯低钾性碱中毒
C．低钠低钾性酸中毒　D．低钠高钾性酸中毒
E．高钠高钾性酸中毒

94．最适宜的处理方案是
A．积极抗休克，待休克好转后再行手术治疗
B．抗休克与抗感染并进，待病情好转后行手术治疗
C．无须特殊处理，直接急诊手术
D．抗休克、抗感染的同时行急诊手术治疗
E．控制感染后手术治疗

95．术中见乙状结肠顺时针扭转60°，肠管已发黑，行乙状结肠切除后，在左下腹部行暂时性造口。此时对患者的护理措施中错误的是

A．术后第 2 日开始扩张瘘口，以防造口狭窄
B．用氧化锌软膏保护瘘口周围皮肤
C．肠蠕动恢复后可逐渐恢复饮食
D．生命体征平稳后予以半坐卧位
E．造口袋内容物超过 1/3 应更换

（96、97 题共用题干）

患儿，女，5 个月。一周前发热、咽痛，昨起水肿、尿少、尿色较深。查体：四肢轻度水肿，压之凹陷不明显，咽部充血，心、肺无异常，肝脾无增大，血压 100/75mmHg，以急性肾小球肾炎入院。

96．此患儿确诊最有价值的血清学检查是
A．红细胞沉降率与抗核抗体
B．抗"O"与补体 C3
C．红细胞沉降率与黏蛋白
D．尿素氮与 C 反应蛋白
E．肌酐与免疫球蛋白

97．此病急性期应卧床休息至
A．补体恢复正常
B．血尿完全消失，水肿消失，血压正常
C．红细胞沉降率降至正常
D．抗"O"降至正常
E．肉眼血尿消失，水肿消失，血压正常

（98~100 题共用题干）

患儿，男，10 个月，因患肺炎而入院，入院当天患儿哭闹不止，不愿离开母亲。

98．该患儿主要的心理压力来源是
A．身体形象改变
B．缺乏对疾病的认识
C．离开亲人和接触陌生人
D．中断学习
E．失眠，做噩梦

99．该患儿主要的身心反应是
A．分离性焦虑 B．谵妄
C．痴呆 D．担心
E．攻击

100．对该患儿进行心理护理时，不正确的是
A．首次接触患儿先和母亲谈话
B．保持与患儿父母紧密联系
C．尽量固定护士连续护理
D．了解患儿住院前的生活习惯
E．突然从父母怀抱中将患儿抱过来

（101、102 题共用题干）

患者，男，45 岁，患糖尿病 5 年，近来因血糖控制不住，自感心前区疼痛入院治疗。遵医嘱给予三餐前速效胰岛素、睡前长效胰岛素的"三短一长"治疗方案。某日夜间，患者突然感到心慌，出虚汗，全身无力，继而神志恍惚。

101．值班护士首先判断患者可能发生了
A．心绞痛 B．低血糖反应
C．心律失常 D．胰岛素过敏
E．高渗性昏迷先兆

102．此时应采取的措施是
A．端坐位吸氧
B．测血糖，确认是否发生了低血糖
C．稀释痰液
D．嘱患者立即进食甜食
E．找专人陪护患者

（103、104 题共用题干）

患者，女，45 岁。车祸后头痛、呕吐，但意识清醒，CT 检查发现颅内血肿。

103．如果患者出现黑便应停用
A．甘露醇 B．云南白药
C．奥美拉唑 D．地塞米松
E．西咪替丁

104．护理体检时可出现的表现是
A．血压下降、脉搏细速、呼吸浅而快
B．血压升高、脉搏细速、呼吸浅而快
C．血压升高、脉搏细速、呼吸深而快
D．血压下降、脉搏有力、呼吸浅而快
E．血压升高、脉搏缓而有力、呼吸深而慢

（105~107 题共用题干）

患儿，男，1 岁半。出生后 3 个月起出现口唇青紫，并逐渐加重，喜蹲踞。查体：杵状指，胸骨左缘第 2 肋间可闻及 3/6 级喷射状收缩期杂音，肺动脉瓣听诊区第二心音减弱。

105．患儿的诊断最可能是
A．房间隔缺损 B．法洛四联症
C．动脉导管未闭 D．室间隔缺损
E．大动脉转位

※106．患儿哭闹时突然出现晕厥、抽搐，呼之不应。可能是
A．呼吸衰竭 B．脑血栓
C．肺动脉高压 D．心力衰竭
E．脑缺氧发作

※107．应采取的体位是
A．俯卧位 B．平卧位
C．侧卧位 D．膝胸卧位
E．头高足低位

（108~110 题共用题干）

患者，男，65 岁。因间歇性、无痛性、全程肉眼血尿 5 日，发作性腰腹部绞痛 3 小时入院，排泄性尿路造影示右肾部分充盈缺损。

108．下列最能明确诊断的检查是
A．膀胱镜检查 B．尿液找癌细胞

C．输尿管肾镜加活检　　D．红细胞沉降率检查
E．CT

109．该患者出现血尿提示
A．早期肾癌　　　　　　B．晚期肾癌
C．肿瘤内出血　　　　　D．肾积水
E．肾癌侵入肾盏、肾盂黏膜

110．该患者应采取的治疗方法是
A．止血、镇痛等保守治疗　　B．根治性肾切除术
C．肾部分切除术　　　　D．肾切除术
E．局部切除

（111、112题共用题干）

患者，男，27岁。患者从4m高处落下受伤30分钟。查体：神志清楚，口唇发绀，血压100/65mmHg，左侧前胸壁软化，随呼吸运动而内陷和外鼓，局部可触及肋骨摩擦音。

111．首先进行的现场急救措施是
A．应用呼吸兴奋剂　　　B．吸氧
C．胸腔穿刺　　　　　　D．人工辅助呼吸
E．厚敷料加压包扎患处胸壁

112．该患者的初步诊断是
A．闭合性气胸
B．张力性气胸
C．左胸单根单处肋骨骨折
D．左胸多根多处肋骨骨折
E．左胸单根多处肋骨骨折

（113、114题共用题干）

患者，男，25岁。因车祸撞伤腹部，患者主诉疼痛难忍，伴恶心、呕吐，X线腹透可见膈下游离气体，拟诊断为胃肠道穿孔。

113．为减少腹腔毒素吸收，可采取的体位是
A．俯卧位　　　　　　　B．平卧位
C．半坐卧位　　　　　　D．侧卧位
E．头低足高位

114．下列检查中最有确诊意义的是
A．MRI　　　　　　　　B．B超
C．X线　　　　　　　　D．选择性血管造影
E．腹腔穿刺抽出混浊液体

（115、116题共用题干）

李某是三甲医院护理部主任，工作认真负责，管理工作中善于原则性和灵活性相结合。

※115．她认为有权无责会助长官僚主义，有责无权会束缚创造性。这是对下列哪个组织原则的正确理解
A．集权与分权结合原则　B．职责与权限一致原则
C．任务和目标一致原则　D．稳定适应原则
E．专业化分工与协助的原则

116．在制订护理部的工作计划时，她认真研究了医院的总体目标，并与总体目标保持一致。她遵循的组织原则是
A．执行与监督分设原则　B．有效管理幅度的原则
C．职责与权限一致原则　D．任务和目标一致原则
E．等级和统一指挥的原则

（117~120题共用题干）

患者，女，50岁。发热待查，体温39.5℃，皮肤潮红，呼吸急促。

※117．在高热持续期，对此患者护理措施中不当的是
A．卧床休息
B．高热量饮食
C．冰袋放在头顶、足底部
D．每日口腔护理2~3次
E．可用物理降温

118．在体温下降过程中，患者突然皮肤苍白、脉搏细速、四肢湿冷、出冷汗，患者可能出现了
A．虚脱　　　　　　　　B．病情加重
C．体温波动过剧　　　　D．感染性休克
E．病情反复

119．为准确观察体温的变化，对此患者测量体温的时间为
A．q1h　　　B．q2h　　　C．q4h
D．qd　　　E．q3h

120．若该患者持续发热，且每日体温波动范围在1℃以下，属于
A．间歇热　　　　　　　B．稽留热
C．弛张热　　　　　　　D．波浪热
E．不规则热

模拟试题四

专业实务

一、Ⅰ型题（A₁/A₂型题）：请从各题 A、B、C、D、E 五个备选答案中选择一个最佳答案，并在答题卡上将相应题号对应答案所属的方框涂黑。

1. 可作为甲状腺肿瘤定性诊断的检查是
   A．CT　　　B．B超　　C．X线造影
   D．MRI　　　E．病理检查
2. 风湿性心脏瓣膜病最常见的原因是
   A．金黄色葡萄球菌
   B．厌氧菌
   C．肺炎杆菌
   D．A族乙型溶血性链球菌
   E．铜绿假单胞菌
3. 下列哪项不支持胎膜早破诊断
   A．阴道持续少量排液，咳嗽时增多
   B．阴道排液涂片镜检见胎脂
   C．阴道排液涂片镜检见羊齿状结晶
   D．阴道排液酸碱试纸检查呈弱酸性
   E．阴道排液涂片染色可见毳毛
4. 阵发性腹痛常见于
   A．绞窄性肠梗阻　　B．溃疡病穿孔
   C．机械性肠梗阻　　D．急性阑尾炎
   E．嵌顿性疝
5. 应注意与健康儿隔离的口炎是
   A．鹅口疮　　　　B．疱疹性口腔炎
   C．溃疡性口腔炎　D．单纯性口腔炎
   E．口角炎
6. 护士应首先执行的医嘱是
   A．长期医嘱　　　B．长期备用医嘱
   C．临时医嘱　　　D．临时备用医嘱
   E．术后医嘱
7. 能使大便变黑的药物是
   A．贝那普利　　　B．奥美拉唑
   C．三硅酸镁　　　D．枸橼酸铋钾
   E．西咪替丁
8. 小儿单纯性肥胖最常见的原因是
   A．遗传　　　　　B．活动减少
   C．摄入过多　　　D．内分泌代谢失调
   E．神经调节中枢异常
9. 肝癌患者，患者入院后情绪低落，思想负担重。适宜的护理措施是
   A．介绍同病种术后康复期病友与其交流
   B．强调手术治疗的效果
   C．尽量避免谈及患者的病情
   D．隐瞒患者病情以取得配合
   E．为了避免患者术前情绪波动，尽量减少家属探视
10. 发生高血压急症时需快速降压，常用的药物是
    A．硝酸甘油舌下含服　　B．静脉注射呋塞米
    C．静脉注射毛花苷C　　D．硝普钠静脉滴注
    E．甘露醇快速静脉滴注
11. 下列哪种情况最可能出现低钾性碱中毒
    A．尿毒症　　　　B．胃手术后
    C．大量输血　　　D．术后少尿
    E．严重创伤
12. 患者，男，18岁。给予破伤风抗毒素注射治疗，皮试（+）。注射的最佳方案是
    A．停止注射，改换其他药物
    B．将药液分2次肌内注射，每次间隔20分钟
    C．将药液分4次肌内注射，每次间隔20分钟
    D．稀释药液，分2次肌内注射，小剂量并逐渐增加，每次间隔20分钟
    E．稀释药液，分4次肌内注射，小剂量并逐渐增加，每次间隔20分钟
13. 关于青春期发育特点的叙述，正确的是
    A．性器官发育减缓　　B．体格发育减缓
    C．内脏器官发育加快　D．出现第二性征
    E．心理发育成熟
14. 诊断心律失常最有效的检查方法是
    A．心电图　　　　B．胸部CT
    C．心尖搏动图　　D．超声心动图
    E．心脏磁共振
15. 艾滋病的传播途径不包括
    A．母婴传播　　　　　B．性接触传播
    C．握手拥抱等接触传播　D．器官移植传播
    E．血液和血制品传播
16. 口服补液盐中加入葡萄糖的主要作用是
    A．增加肠道对水钠重吸收

B. 降低血清钾浓度
C. 预防酮症酸中毒
D. 补充电解质
E. 使口服补液盐具有一定的渗透压

17. 治疗破伤风，首选的抗生素是
A. 氯霉素 B. 红霉素
C. 青霉素 D. 新霉素
E. 克那霉素

18. 下列哪个脏器损伤的临床表现以腹膜炎为主
A. 胰 B. 脾
C. 肠 D. 肝
E. 肾

19. 肝硬化失代偿患者最常见的并发症是
A. 水肿 B. 肝性脑病
C. 原发性肝癌 D. 肝肾综合征
E. 上消化道出血

20. 患者，女，26岁，诊断为SLE，病情处于缓解状态，可能诱发患者发病的有关因素是
A. 气候寒冷 B. 饮食失调
C. 日光照射 D. 营养缺乏
E. 过度疲劳

21. 护理临终患者时，错误的一项是
A. 呼吸困难者给予吸氧
B. 撤去各种治疗性管道
C. 每日口腔护理2～3次
D. 病房整洁、安静
E. 选择有效的镇痛药

22. 实施沐浴时，下列哪项错误
A. 上消化道出血活动期的患者应禁浴
B. 患心脏病需卧床休息者禁止盆浴或淋浴
C. 脑血管意外后遗症患者可行床上擦浴
D. 产褥期女性适合盆浴
E. 甲状腺手术前可盆浴或淋浴

23. 患者血钾含量为2.0mmol/L，医嘱给予静脉输液补钾治疗，其溶液中10%氯化钾浓度最高不应超过
A. 0.1% B. 0.2% C. 0.3%
D. 0.5% E. 1%

24. 保留灌肠时应采取右侧卧位的患者是
A. 慢性细菌性痢疾 B. 盆腔手术前
C. 阿米巴痢疾 D. 便秘
E. 高热

25. 某医院护理部年度目标根据医院总体目标来制订，这体现的是护理管理组织原则中的
A. 管理层次的原则
B. 集权分权结合原则
C. 任务和目标一致原则

D. 等级和统一指挥的原则
E. 专业化分工与协作原则

26. 患者，女，30岁。持续高热2周。拟行血培养，排除败血症。向患者解释检验目的，正确的是
A. 测定血钙含量 B. 测定淀粉酶水平
C. 测定脂肪酶水平 D. 测定血糖水平
E. 查找血液中的致病菌

27. 献血员在采血前4小时用少量清淡饮食是为了防止
A. 过敏反应 B. 发热反应
C. 枸橼酸钠中毒 D. 酸碱平衡失调
E. 手足搐搦

※28. 患者，男，65岁。因突发脑出血入院。经治疗后好转，已进入康复期。护士嘱其尽早开展康复锻炼，但患者认为自己应该静养，拒绝配合护士实施康复训练。该案例影响护患关系的原因是
A. 信任危机 B. 角色模糊
C. 责任不明 D. 权益影响
E. 理解差异

29. 中医学广义的"精"指的是
A. 生殖之精 B. 元气
C. 卫气 D. 一切精微物质
E. 肾中所藏的精

30. 中药安神药的最佳服药时间是
A. 清晨服药 B. 睡前服药
C. 饭前1小时服药 D. 饭后1小时服药
E. 睡前30～60分钟服药

31. 木僵不见于下列哪种疾病
A. 躁狂症 B. 精神分裂症
C. 抑郁症 D. 脑器质性精神障碍
E. 睡眠障碍

32. 护士插鼻饲管，在插入15cm左右时处理错误的是
A. 嘱清醒患者做吞咽动作，必要时饮用少量温开水
B. 患者出现呛咳、发绀、呼吸困难，暂停片刻继续插管
C. 插入不畅时，检查鼻饲管是否盘旋在口腔内
D. 托起昏迷患者的头部，使下颌尽量靠近胸骨柄
E. 患者恶心、呕吐，暂停插管，嘱其做深呼吸

33. 典型室间隔缺损心脏X线的改变是
A. 靴型心 B. 右心房、右心室增大
C. 左心房、左心室增大 D. 右心房、左心室增大
E. 左心室、右心室增大

※34. 某医院护理部进行月总结，用标准体系评价各科室的护理质量，其中错误的是
A. 需考虑要素质量、环节质量和终末质量
B. 人员配备是构成护理服务的基本要素之一

C. 患者满意度调查结果属于终末质量
D. 评价科室的护理质量看终末质量
E. 护理技术操作质量是护理质量评价项目之一

35. 右半结肠癌的临床特点是
A. 早期可有腹胀、腹痛等肠梗阻症状
B. 右腹肿块及消瘦、低热、乏力等全身症状为主
C. 以便秘、便血等症状为主
D. 晚期有排便习惯改变
E. 腹泻以进食后加重，排便后减轻

36. 某初产妇，30 岁，妊娠 39 周，患有妊娠期糖尿病，平时饮食控制血糖，因腹痛伴阴道流液 10 小时入院待产，入院后遵医嘱给予缩宫素 2.5U 静脉滴注（静滴）的方法是
A. 缩宫素+葡萄糖盐水 500ml 静滴以 10 滴/分开始
B. 缩宫素+0.9%氯化钠 500ml 静滴以 4 滴/分开始
C. 缩宫素+5%葡萄糖 500ml 静滴以 4 滴/分开始
D. 缩宫素+5%葡萄糖 500ml 静滴以 10 滴/分开始
E. 缩宫素+0.9%生理盐水 500ml 静滴以 10 滴/分开始

37. 脑血栓形成的最常见原因是
A. 颅内动脉瘤及动静脉畸形破裂
B. 脑动脉粥样硬化
C. 风湿性心脏病
D. 脑肿瘤
E. 脑外伤

38. 女性比男性更易发生尿路感染，其主要原因是
A. 男性活动量较女性大
B. 女性情绪波动较男性大
C. 随着年龄的增长，女性尿道口回缩
D. 女性尿道较男性尿道短、直、粗
E. 男性喝水量较女性大

39. 下列哪种中毒能使黏膜呈樱桃红色
A. 铅　　　　　　B. 一氧化碳
C. 曼陀罗　　　　D. 阿托品
E. 巴比妥

40. 采取生化检验的血标本的时间宜在
A. 临睡前　　　　B. 午后
C. 清晨空腹　　　D. 饭前
E. 饭后

41. 患者哮喘急性发作，护士应立即协助患者采取的体位是
A. 去枕平卧位　　B. 端坐位
C. 俯卧位　　　　D. 侧卧位
E. 中凹卧位

42. 患者，男，55 岁。吸烟 20 余年，刚刚确诊为肺癌晚期。护士做法错误的是
A. 耐心倾听　　　B. 及时安慰
C. 讲解疾病相关的知识　D. 安排家属陪伴

E. 安排后事

43. 患者，女，25 岁。诊断为骨肉瘤，在接受化学药物治疗后，其日常生活中需护理干预的不良行为是
A. 每日饮水量多
B. 进食辛辣、油腻刺激性食物
C. 餐后及睡前漱口
D. 避免疲劳
E. 定期复查

44. 患者，女，32 岁。G2P0，因子宫肌瘤行子宫肌瘤剥除术。该患者术后再次妊娠至少需要
A. 3 个月　　B. 6 个月　　C. 1 年
D. 2 年　　　E. 3 年

45. 患者，女，33 岁。诊断为糖尿病，现妊娠 35 周，咨询其终止妊娠的时间最好是
A. 妊娠 36 周之前　　B. 等待自然临产
C. 妊娠 37 周　　　　D. 妊娠 39 周
E. 妊娠 40 周

46. 子宫收缩过强对胎儿的影响下列哪项是错误的
A. 影响子宫胎盘的血液循环
B. 使胎儿宫内缺氧
C. 易发生胎儿宫内窘迫
D. 易发生新生儿窒息
E. 不会引起死亡

47. 患者，男，27 岁。排尿时突然疼痛，尿流中断，变换体位后疼痛缓解，并可继续排尿。最可能的诊断是
A. 膀胱结石　　　B. 尿道结石
C. 尿道狭窄　　　D. 尿道损伤
E. 输尿管结石

48. 患者，男，40 岁。有慢性肾衰竭病史 5 年，近日查血红蛋白 55g/L，血肌酐 885μmol/L。该患者发生贫血的主要原因是
A. 缺铁
B. 肾产生红细胞生成素减少
C. 血液透析过程失血
D. 红细胞寿命缩短
E. 缺叶酸

49. 患者，男，15 岁，消瘦外观，健康体检时发现空腹血糖为 8.5mmol/L，住院诊断为 1 型糖尿病，该患者发病的原因是
A. 过度肥胖导致胰岛素受体减少
B. 胰岛素绝对分泌不足
C. 遗传因素
D. 糖摄入过多
E. 长期应用糖皮质激素

50. 患者，女，30 岁。突发尿频、尿急、尿痛，体

温 39℃，给予抗感染等治疗后症状明显好转。请问急性肾盂肾炎临床治愈的标准为

A．症状消失
B．症状消失+2 次尿常规阴性
C．症状消失+尿培养 1 次阴性
D．症状消失+每周复查 1 次尿常规及培养，共 2～3 次连续阴性
E．12 周后尿培养阴性

51．患者，女，50 岁。被诊断为无排卵性功血。不应该有下列哪项检查结果
A．阴道脱落细胞涂片：表现为中、高度雌激素影响，无周期性变化
B．宫颈黏液结晶检查：经前出现羊齿植物叶状结晶
C．子宫内膜病理检查：子宫呈增生性改变
D．基础体温测定（BBT）：基础体温呈双相型
E．激素测定：经前测血清黄体酮处于卵泡期水平

52．患者，男，35 岁。下腹部受到剧烈撞击后出现轻微压痛，导尿有少量血尿，6 小时后尿量仅 100ml，呈血性，患者腹痛加剧，并蔓延至全腹，有移动性浊音。该患者的初步诊断是
A．肾挫伤　　　　B．膀胱破裂
C．输尿管损伤　　D．前尿道损伤
E．后尿道损伤

53．患者，女，56 岁。皮肤巩膜黄染明显，B 超检查胆总管及肝内胆管均不扩张，进一步明确诊断应做的检查是
A．CT　　　　　　B．PTCD
C．PTC　　　　　D．磁共振胆胰管成像（MRCP）
E．ERCP

54．患者，女，48 岁。右上腹绞痛并向肩背部放射，伴寒战，查体：体温 39.5℃，皮肤巩膜黄染，右上腹深压痛，肝胆区叩击痛，诊断为胆总管结石。胆管结石病因不包括
A．胆道蛔虫　　　B．肝内感染
C．胆汁淤积　　　D．胆囊结石
E．胆汁性肝硬化

55．患者，男，25 岁。一周前肛门周围持续性跳痛，皮肤红肿，并有局部疼痛及波动感，诊断为肛门周围脓肿。手术治疗，并应用抗生素。选择抗生素的方法正确的是
A．对革兰阳性菌有效的抗生素
B．对厌氧菌有效的抗生素
C．对金黄色葡萄球菌有效的抗生素
D．对铜绿假单胞菌有效的抗生素
E．对革兰阴性杆菌和厌氧菌有效的抗生素，宜联合用药

56．患儿，女，10 个月。腹泻 3 日来院就诊，体检发现肛门周围皮肤潮红、有皮疹，进行护理时，除清洁臀部皮肤外。局部可涂哪种药
A．克霉唑　　　　B．植物油
C．呋锌油　　　　D．鱼肝油
E．氧化锌软膏

57．某初孕妇，28 岁。妊娠 30 周，胎儿臀位，为减轻孕妇的焦虑情绪，护士对孕妇的指导，不正确的是
A．可采用膝卧位矫正
B．矫正无效时，提前住院待产
C．膝胸卧位须排空膀胱
D．可行外转胎位术矫正
E．胎位可自行转为头先露

58．初产妇，于今晨顺产一女婴，进展顺利，该产妇产后健康检查的时间是在
A．产后 2 周　　　B．产后 4 周
C．产后 6 周　　　D．产后 8 周
E．产后 10 周

59．慢性便秘患者最主要的临床表现是
A．缺乏便意、排便艰难　　B．腹痛
C．里急后重感　　　　　　D．呕吐
E．腹部下坠感

60．患者，男，65 岁。行痔手术后给予热水坐浴。不正确的叙述是
A．具有消炎，止痛作用　　B．坐浴前需排空膀胱
C．浴盆和溶液要求无菌　　D．坐浴后更换敷料
E．坐浴时间 30～45 分钟

61．患者，男，38 岁。车祸致胸 10 椎体骨折，下述哪项治疗要点除外
A．抢救生命　　　　B．脱水利尿
C．卧硬板床　　　　D．复位固定
E．腰背肌锻炼

62．患者，男，29 岁。左输尿管上段结石约 1.3cm×1.5cm 大小，伴左肾轻度积水，经 3 个月非手术治疗后，摄片检查提示结石位置无变动。其治疗首选
A．继续非手术治疗　　B．局部理疗
C．输尿管切开取石　　D．体外冲击波碎石
E．经膀胱镜行输尿管套石

63．7 个月小儿，其机体所需总能量中，为其所特有的是
A．基础代谢　　　　B．排泄损失
C．食物的特殊动力作用　　D．活动消耗
E．生长发育

64．患者，男，68 岁。出现右侧上肢震颤，逐渐扩展到同侧下肢，上肢震颤重于下肢，形成搓丸样动作，伴有肌强直、慌张步态。其可能的诊

断是
- A. 脑血栓形成   B. 脑出血
- C. 癫痫   D. 帕金森病
- E. 癔症

65. 患儿,男,1岁。呕吐、发热伴抽搐3日入院,考虑为颅内感染。为进一步明确诊断,做腰穿的进针部位是
- A. 第1~2腰椎间隙   B. 第2~3腰椎间隙
- C. 平第1腰椎   D. 第4~5腰椎间隙
- E. 第3~4腰椎间隙

66. 患者,女,24岁。外伤致颅内血肿、昏迷、呕吐。手术前预防脑疝形成的主要措施是
- A. 快速静脉滴注甘露醇   B. 保持呼吸道通畅
- C. 头部冰帽降温   D. 静脉注射地塞米松
- E. 限制液体输入量

※67. 健康男性老年人,75岁,每日坚持锻炼,身体素质良好。该老年人运动后最适宜的心率应在
- A. 80次/分   B. 95次/分
- C. 100次/分   D. 115次/分
- E. 110次/分

68. 患儿,3岁。确诊为室间隔缺损,于剧烈活动或屏气时出现发绀,说明患儿有
- A. 艾森曼格综合征   B. 心力衰竭
- C. 心源性休克   D. 大动脉错位
- E. 差异性青紫

69. 下列做法中不利于新生儿身心发展的是
- A. 母婴同室
- B. 听音乐
- C. 在母婴情况允许下,鼓励母婴皮肤早接触
- D. 将新生儿包裹成蜡烛包,以维持体温稳定
- E. 母乳喂养

70. 患者,男,55岁。护理体检发现皮肤苍白,有水冲脉,颈动脉搏动明显,毛细血管搏动征阳性,脉压增大,心尖向左下移位,主动脉瓣第二听诊区有舒张期杂音。此患者可能患有
- A. 主动脉瓣狭窄   B. 二尖瓣狭窄
- C. 主动脉瓣关闭不全   D. 二尖瓣关闭不全
- E. 甲状腺功能亢进症

71. 老年患者随着年龄的增加,记忆能力逐步减退,在询问病史时最容易出现的是
- A. 表述不清   B. 症状隐瞒
- C. 记忆不确切 D. 滔滔不绝
- E. 答非所问

72. 患者,女,50岁。患风湿性心脏病并发心房颤动28年,住院期间心电图监测为心房颤动,心率142次/分,血压94/70mmHg,双肺有湿啰音。拟行直流电复律,常采用
- A. 同步100~150J   B. 非同步150~250J
- C. 同步50~150J   D. 同步200~300J
- E. 非同步50~100J

73. 患者,男,65岁。急性广泛前壁心肌梗死,经治疗疼痛缓解,但患者烦躁不安,血压70/50mmHg,脉搏130次/分,尿量10ml/h。此时患者的情况属于
- A. 病情好转   B. 心力衰竭
- C. 肾衰竭   D. 心源性休克
- E. 心律失常

74. 患者,男,44岁。从小生活在东北,2个月前出现左下肢酸痛,肢端发凉、怕冷,足趾麻木感,尤其在行走一段时间后出现小腿肌肉酸痛,休息后可缓解。考虑该患者可能有
- A. 丹毒   B. 痛风
- C. 血栓闭塞性脉管炎 D. 单纯下肢静脉曲张
- E. 深静脉血栓形成

75. 心室颤动患者的脉搏特征是
- A. 快而规则   B. 绝对不齐
- C. 快而不规则 D. 慢而不规则
- E. 摸不到

76. 患者,男,26岁。发热3日,今晨起呼吸困难,鼻导管吸氧不见好转。查体:体温39℃,脉搏110次/分,呼吸28次/分,血压110/70mmHg,双肺闻及细湿啰音及管状呼吸音;动脉血气分析:PaO₂ 50mmHg,PaCO₂ 45mmHg。胸部X线示双肺可见密度增高的大片阴影,临床诊断为急性呼吸窘迫综合征。该患者最主要的护理诊断是
- A. 气体交换受损   B. 知识缺乏
- C. 焦虑   D. 活动无耐力
- E. 清理呼吸道无效

77. 患儿,女,已诊断为轻度新生儿缺氧缺血性脑病。一般不出现下列哪项
- A. 肌张力正常   B. 呼吸平稳
- C. 激惹   D. 肢体颤动
- E. 惊厥

78. 患者,男,51岁。右小腿陈旧性骨折,长期不愈,拟行内固定术。应术前几日开始皮肤准备
- A. 9日   B. 7日   C. 10日
- D. 6日   E. 3日

79. 患者,女,32岁。不慎被开水烫伤左上肢,诉伤口疼痛,查烧伤部位密布大小不等水疱,张力大,少数破裂后基底部潮红,其烧伤深度是
- A. 混合Ⅱ度和Ⅲ度   B. Ⅰ度
- C. 深Ⅱ度   D. 浅Ⅱ度
- E. Ⅲ度

80. 患者,男,34岁。前臂行石膏绷带包扎后2小

时，自觉手指剧痛。查体：手指发凉、发绀，不能自主活动。首先考虑为

A．石膏绷带包扎过紧　　B．室内温度过低
C．体位不当　　　　　　D．静脉损伤
E．精神损伤

81．对肝硬化食管-胃底静脉曲张破裂出血的患者，为防止肝性脑病应禁忌进行的操作是

A．生理盐水清洁灌肠　　B．硫酸镁导泻
C．肥皂水清洁灌肠　　　D．乳果糖灌肠
E．少量输液

82．患儿，女，10个月。诊断为轻度营养不良。为患儿调整饮食，护士开始供给热量应为

A．80～100kcal/kg　　　B．100～120kcal/kg
C．60～80kcal/kg　　　D．40～60kcal/kg
E．120～140kcal/kg

83．观察营养性缺铁性贫血患儿铁剂疗效，早期最可靠的指标是

A．食欲情况　　　　　B．心率快慢
C．血红蛋白量　　　　D．面色改变
E．网织红细胞升高

84．患者，男，30岁。实验室检查：血红蛋白30g/L，白细胞计数 $1.8\times10^9/L$，血小板 $20\times10^9/L$。最可能的诊断是

A．再生障碍性贫血　　B．溶血性贫血
C．缺铁性贫血　　　　D．慢性失血
E．急性白血病

85．患者，女，55岁。支气管扩张，医生需根据痰培养结果选择合适的抗生素。采集痰培养，不正确的方法是

A．在应用抗生素之后采集
B．不可将唾液混入标本中
C．采集时严格执行无菌操作原则
D．标本放在无菌培养盒或无菌集痰盒内
E．采集后加盖立即送检

86．患者，女，58岁。因心绞痛发作需要吸氧治疗。在吸氧护理操作中，不正确的方法是

A．告诉患者及家属吸氧时可以使用明火
B．告知患者及家属不要随意调节氧流量
C．插入鼻导管前调节氧流量
D．记录用氧停止时间
E．用湿棉签清洁鼻孔

87．根据人体器官移植相关规定，下列不属于植体器官接受者的是

A．孙子　　　B．兄弟　　　C．舅舅
D．同学　　　E．配偶

88．如图所示，实施男患者导尿术时，将阴茎向上提起多少度角，耻骨前弯即可消失

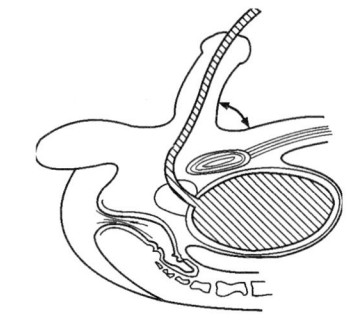

A．40°　　　B．50°　　　C．60°
D．70°　　　E．80°

89．在隔离病区工作的护士小王的下列行为，正确的是

A．从页面上方抓取避污纸
B．把口罩挂在胸前
C．身着隔离衣进入治疗室
D．为患者翻身后用手整理口罩
E．护理结核患者后不用更换口罩

90．患者，男，60岁。因心房颤动入院。护士在做入院评估时发现患者心率136次/分，脉率109次/分。此患者目前脉搏的特点是

A．细脉　　　　　　　B．交替脉
C．水冲脉　　　　　　D．脉搏短绌
E．奇脉

91．患者，女，30岁。常规体检时发现系后位子宫。为矫正子宫后倾，可以选择的体位是

A．头低足高位　　　　B．膝胸卧位
C．侧卧位　　　　　　D．去枕仰卧位
E．俯卧位

92．为了了解患者肾功能情况，需采血查尿素氮，正确的做法是

A．采集量一般为10ml
B．采血前需禁食
C．从输液针头处取血
D．取血毕，拔出针头，按压10分钟
E．用干燥试管

93．医务人员由于严重不负责任，造成就诊人死亡或者严重损害就诊人身体健康的，可以处以

A．五年以上有期徒刑或者拘役
B．三年以下有期徒刑或者拘役
C．两年以上有期徒刑或者拘役
D．两年以下有期徒刑或者拘役
E．一年有期徒刑或者拘役

94．护生小李到医院外科病房实习，为患者实施肌内注射。不妥的措施是

A．患者侧卧位时上腿弯曲
B．注射刺激性强的药液时针头要长

C. 推注药液的速度要缓慢
D. 同时注射2种以上药液时，应先注射刺激性弱的药液
E. 避免在有皮下硬结部位进针

95. 患者，女，30岁。因车祸导致脾破裂急诊入院。面色苍白、四肢厥冷、血压60/40mmHg、脉搏120次/分，急需大量输血。在输血15分钟后出现黄疸和血红蛋白尿的原因是
A. 红细胞凝集成团，部分小血管阻塞
B. 凝集成团的红细胞发生溶解，大量血红蛋白释放入血浆
C. 肾小管内皮缺血缺氧
D. 血红蛋白形成结晶体，肾小管阻塞
E. 凝血物质释放引起 DIC

96. 患者，男，38岁。声称自己是某主席的儿子，自己掌管了800万的军队。此症状属于
A. 罪恶妄想   B. 被害妄想
C. 夸大妄想   D. 嫉妒妄想
E. 关系妄想

97. 患者，男，35岁。坚信由于自己拿了单位的两张信纸书写了私人书信，给单位造成了不可挽回的巨大经济损失，对不起领导、同事及家人，因而1个月来多次到公安局投案自首。此症状为
A. 关系妄想   B. 罪恶妄想
C. 夸大妄想   D. 物理影响妄想
E. 幻想

98. 患者，男，32岁。患有精神分裂症，坚信自己有罪，拒绝进食。护士有效的护理方法是
A. 喂食   B. 集体进食
C. 单独进食   D. 鼻饲
E. 将饭菜混在一起

99. 属于乙类传染病，但按照甲类传染病管理的疾病是
A. 肺结核   B. 传染性非典型肺炎
C. 鼠疫   D. 霍乱
E. 疟疾

100. 留取尿培养标本的正确方法是
A. 留取后段尿   B. 留取前段尿
C. 留取晨尿   D. 采集24小时尿
E. 导尿术留取

二、Ⅱ型题（A_3/A_4型题）：下列每个病例下设若干考题，请根据各考题题干所提供的信息，从每道题A、B、C、D、E五个备选答案中选择一个最佳答案，并在答题卡上将相应题号对应答案所属的方框涂黑。

（101~103题共用题干）

患者，男，58岁。高血压史10余年，间歇发作胸闷、胸痛2年，医师确诊为高血压、冠心病。此次上厕所后，突然出现胸闷、气短、咳粉红色泡沫痰。查体：端坐体位，心率110次/分，双肺可闻及水泡音，双下肢无水肿。

101. 该患者目前最可能的诊断是
A. 急性左心衰竭   B. 急性支气管炎
C. 全心衰竭   D. 急性心肌梗死
E. 劳累性心绞痛

102. 此次发病的诱因可能是
A. 急性呼吸道感染 B. 心动过速
C. 情绪激动   D. 电解质紊乱
E. 心肌耗氧增加

103. 对该患者的护理，下列不宜的是
A. 心电监护   B. 取平卧位，头向一侧
C. 给予鼻导管吸氧 D. 记录24小时尿量
E. 注意保暖，避免受凉

（104~106题共用题干）

患者，女，28岁。初产，产后4周，左侧乳房肿胀、疼痛，伴畏寒发热6小时，血常规：白细胞计数 $13.5 \times 10^9/L$。

104. 该患者最可能的诊断是
A. 乳房脓肿   B. 乳管内乳头状瘤
C. 乳房结核   D. 乳腺癌
E. 急性乳腺炎

105. 患者2日后疼痛加重，左乳房外上象限可触及波动感，此时可能是
A. 急性乳腺炎   B. 乳管内乳头状瘤
C. 乳房脓肿   D. 乳腺癌
E. 乳房结核

106. 此时首选的处理措施是
A. 切开引流   B. 物理降温
C. 应用抗生素   D. 局部湿敷
E. 停止患侧乳房哺乳

（107~109题共用题干）

患者，女，30岁。因外阴瘙痒1周就诊，妇科检查见阴道黏膜充血，阴道内大量白色凝乳状分泌物。白带检查假丝酵母菌阳性，滴虫阴性。

※107. 此患者应诊断为
A. 滴虫阴道炎   B. 老年性阴道炎
C. 慢性宫颈炎   D. 慢性盆腔炎
E. 外阴阴道假丝酵母菌病

※108. 与该病无关的因素是
A. 接受大量雌激素治疗 B. 糖尿病
C. 长期应用广谱抗生素 D. 孕妇
E. 长期使用避孕套

※109. 关于此病的治疗不正确的是

A. 2%的碳酸氢钠溶液冲洗阴道
B. 积极治疗糖尿病
C. 停用广谱抗生素
D. 弱酸性溶液冲洗阴道
E. 选用制霉菌素栓放入阴道中

（110、111题共用题干）

患者，女，46岁。慢性咳嗽、咳痰10余年，气促3年。1周前受凉后咳嗽、咳痰，呼吸困难加重。查体：颈静脉怒张，双肺散在湿啰音。心率106次/分，肝肋下4cm，双下肢凹陷性水肿。

110. 该患者应采取适宜的体位是
A. 左侧卧位　　　　　B. 俯卧位
C. 右侧卧位　　　　　D. 头高足低位
E. 半坐卧位

111. 此时该患者应避免使用
A. 可待因　　　　　　B. 祛痰剂
C. 氨茶碱　　　　　　D. 甘草片
E. 呋塞米

（112、113题共用题干）

新生儿，女，生后4日。皮肤、巩膜出现黄染，精神、食欲尚好，大便黄色糊状，查血清胆红素浓度152.8μmol/L，血常规无异常，小儿血型为O型，其母为A型。

112. 该男婴最可能是
A. 溶血性黄疸　　　　B. 阻塞性黄疸
C. 生理性黄疸　　　　D. 先天性黄疸
E. 肝细胞性黄疸

113. 此时最佳的处理措施是
A. 立即蓝光照射　　　B. 观察黄疸变化
C. 输清蛋白　　　　　D. 给保肝药物
E. 给予肝酶诱导剂

（114、115题共用题干）

患者，女，13岁。体操运动员，午餐后练习翻高低杠时折腹，突感上腹部疼痛，2小时后疼痛加剧，疼痛主要位于右上腹，且有对应部位疼痛，曾有血性呕吐物，X线见腹膜后有气体。

114. 考虑诊断为
A. 肾破裂　　　　　　B. 肝破裂
C. 脾破裂　　　　　　D. 肠系膜血管破裂
E. 十二指肠破裂

115. 首要处理措施应该是
A. 补液　　　　　　　B. 镇静止血
C. 及时手术探查　　　D. 控制感染
E. 管喂止血药物

（116、117题共用题干）

患者，女，72岁。因头晕入院就诊，在平静状态下测其血压为88/56mmHg，其他检查完全正常。

116. 该患者最有可能的诊断为
A. 脑出血　　　　　　B. 心力衰竭
C. 低血压　　　　　　D. 低血糖
E. 脑膜炎

※117. 在患者住院期间，为该患者测量血压时哪项不妥
A. 每日固定时间测量
B. 测量血压时体位固定
C. 选取一侧上肢固定测量
D. 每次测量使用固定的血压计
E. 若一次测量没有听清楚，可以马上再次测量，直到听清楚读数

（118~120题共用题干）

患者，女，30岁。足月自然分娩后3日，出现下腹痛，体温正常，恶露多，有臭味，子宫底平脐，子宫体软。

118. 最有助于诊断的检查是
A. 宫腔分泌物培养　　B. 肝功能测定
C. 肾功能测定　　　　D. 中段尿培养
E. 血培养

119. 最可能的诊断是
A. 上呼吸道感染　　　B. 急性子宫内膜炎
C. 泌尿系感染　　　　D. 会阴切口感染
E. 急性早期乳腺炎

120. 以下哪项处理最合适
A. 静脉滴注高效广谱抗生素
B. 使用清热解毒中药
C. 静脉滴注子宫收缩剂
D. 物理疗法
E. 支持疗法

实 践 能 力

一、Ⅰ型题（A₁/A₂型题）：请从各题A、B、C、D、E五个备选答案中选择一个最佳答案，并在答题卡上将相应题号对应答案所属的方框涂黑。

1. 车祸导致面部开放性损伤，经清创缝合后入院观察，应采取的体位是
A. 膝胸位　　　　　　B. 仰卧位
C. 半坐卧位　　　　　D. 侧卧位
E. 仰卧位

2. 关于腹外疝的护理，下列错误的是
A. 术后2周就开始各种强度的健身
B. 术前应治愈或控制腹内压升高的症状
C. 严格准备会阴部皮肤
D. 腹股沟疝后托起阴囊
E. 术后平卧3日，膝下垫一软枕

3. 急性肾衰竭时最主要的护理措施是
A. 测体重　　　　B. 测血压
C. 测体温　　　　D. 记录24小时出入液体量
E. 尿常规检查
4. 关于先兆流产的处理，错误的是
A. 黄体功能不足的孕妇，每日肌内注射黄体酮
B. 多活动，保持良好心态
C. 禁止性生活，每日肌内注射黄体酮
D. B超检查了解胚胎情况
E. 必要时给予对胎儿危害小的镇静剂
5. 某孕妇，35岁，孕36周。主诉近2天胎动时感腹痛明显。查体：胎位LOA，头先露，胎心率140次/分，羊水指数6cm。孕妇情绪紧张，担心会影响胎儿。护士首先要做的是
A. 教会孕妇自我监测胎儿宫内情况的方法
B. 尽快协助医师完善各项检查
C. 安慰孕妇，向其讲解相关知识
D. 密切关注B超动态监测羊水量
E. 让孕妇回家取左侧卧位
6. 心搏骤停多长时间后会出现脑水肿
A. 1分钟　　B. 2分钟　　C. 3分钟
D. 10分钟　　E. 15分钟
7. 肾前性少尿或无尿是由于
A. 摄钠太少　　　　B. 肾小球损伤
C. 肾结石　　　　　D. 摄水太多
E. 大出血
8. 预防全麻术后患者发生呼吸困难，下列最重要的是
A. 气管插管　　　　B. 加压给氧
C. 注射激素　　　　D. 去枕头侧位
E. 注射阿托品
9. 护士告知滴虫性阴道炎患者治疗期间的注意事项，其中哪项不对
A. 治疗期间避免性交　B. 被褥、内裤勤洗晒
C. 已婚男女同时治疗　D. 白带检查阴性为治愈
E. 哺乳期禁止口服灭滴灵（甲硝唑）
10. 患者，女，30岁。自诉近半个月来外阴奇痒、灼痛，坐立不安，表情病苦。妇科检查见白带增多，呈乳白色、稠厚状。该患者的护理措施中，不正确的是
A. 用2%～4%碳酸氢钠溶液进行阴道冲洗
B. 经常变换坐姿，保持会阴清洁干燥
C. 丈夫无论有无症状均应同时治疗
D. 穿棉质内衣裤并勤换洗
E. 确诊需检查白带常规
11. 肝性脑病患者口服乳果糖主要是为了
A. 护肝　　　　　B. 防止昏迷

C. 碱化肠道　　　D. 酸化肠道
E. 抑制肠菌生长
12. 慢性肺源性心脏病患者肺、心功能失代偿期最突出的表现是
A. 呼吸困难加重，夜间更甚
B. 疲倦乏力，头晕心悸
C. 水肿
D. 多饮多食
E. 多尿
13. 患者，女，28岁，已婚。近3个月经期均在10日左右，月经周期28日。子宫正常大小。血红蛋白100g/L。最可能的诊断是
A. 无排卵性功血
B. 黄体功能不足性功血
C. 子宫内膜不规则脱落性功血
D. 稽留流产
E. 不全流产
14. 肺段切除术后患者应取
A. 平卧位　　　　B. 患侧卧位
C. 健侧卧位　　　D. 1/4侧卧位
E. 头低足高仰卧位
※15. 下列哪项不是幼儿期保健的内容
A. 体格锻炼　　　B. 合理安排膳食
C. 心理教育　　　D. 早期教育
E. 预防疾病和意外
16. 急性呼吸衰竭患者缺氧的典型表现是
A. 呼吸困难　　　B. 肺功能下降
C. 意识障碍　　　D. 发绀
E. 球结膜水肿
17. 帕金森病的特征性症状是
A. 头痛　　　　　B. 静止性震颤
C. 意识丧失　　　D. 呕吐
E. 姿势步态异常
18. 血栓闭塞性脉管炎营养障碍期的特征性表现是
A. 肢体坏疽　　　B. 足背动脉搏动增强
C. 游走性浅静脉炎　D. 间歇性跛行
E. 静息痛
19. 肾结核患者行肾部分切除术，护理措施错误的是
A. 观察尿量及性质　B. 鼓励患者多饮水
C. 及早下床活动　　D. 保持引流通畅
E. 继续使用抗结核药物
20. 慢性肺源性心脏病长期氧疗，每日持续吸氧时间应超过
A. 2小时　　B. 5小时　　C. 7小时
D. 10小时　　E. 15小时
21. 肝性脑病患者禁用的维生素是
A. 维生素A　　　B. 维生素B_6

C. 维生素 C D. 维生素 B_1
E. 维生素 E

22. 患儿，女，4岁，因进食花生时突然剧咳，面色发绀，予内镜检查取出异物后，护士告诉家长该患儿可以进食的时间是
A. 即刻 B. 1小时后
C. 4小时后 D. 12小时后
E. 24小时后

23. 使用热水袋时做法错误的是
A. 及时更换热水
B. 热水袋外再包裹大毛巾
C. 密切观察局部皮肤颜色
D. 倾倒热水可以达到热水袋容积的2/3以上
E. 交接班时应重点交接

24. 被锐器刺伤皮肤后，处理方法中错误的是
A. 从伤口的近心端向远心端挤出血液
B. 用碘伏消毒伤口
C. 用肥皂水清洗伤口
D. 在伤口局部按压止血
E. 生理盐水冲洗皮肤

25. 患儿，女，12岁。诊断为急性淋巴细胞白血病。在白血病化疗诱导缓解成功后可能出现
A. 有轻度贫血 B. 皮肤出血
C. 偶尔感染 D. 肝脾大
E. 症状体征均正常

26. 患者，女，44岁。患心肌梗死住院治疗。首次静脉泵入硝酸甘油时，在30分钟内应特别注意的是
A. 尿量 B. 中心静脉压
C. 血氧饱和度 D. 呼吸
E. 血压

27. 患者，男，65岁。左侧腹股沟斜疝嵌顿2小时，经手法复位成功。留院观察重点是
A. 是否再次嵌顿 B. 呼吸、脉搏、血压
C. 腹痛、腹膜刺激征 D. 呕吐、腹胀、发热
E. 疝块部位有无红、肿痛

28. 患者，女，34岁。喜食辛辣食物，患痔4年。在接受痔切除术后。对患者的护理正确的是
A. 侧卧以减少对伤口压迫
B. 术后3日内应尽量不排便
C. 一旦出现尿潴留应立即导尿
D. 排便后先更换敷料，然后坐浴
E. 若松解敷料后仍有肛门疼痛，可适当给予镇痛药

29. 患者，女，臂部急性蜂窝织炎并发全身感染，需抽血做血培养及药物过敏试验。最佳时间应是
A. 高热时 B. 寒战时
C. 缓解期 D. 静脉输入抗生素时
E. 抗生素输入之后2小时

30. 患者，男，9岁。进乳后即呕吐，阵发性哭闹，曾有果酱样大便2次，中上腹有明显肌紧张，可触及腊肠样包块，诊断为肠套叠。可采用哪种治疗方法
A. 暂时观察病情，不必特殊处理
B. 低压空气灌肠
C. 全身使用抗生素
D. 立即手术治疗
E. 输液、输血

31. 患者，男，10个月。一直母乳喂养，现腹泻2日，稀水便，每日4～5次。护士饮食指导正确的是
A. 口服补液期间患儿不能饮水
B. 继续添加辅食
C. 继续母乳喂养
D. 禁食4～6小时
E. 给予高营养高热量的饮食

32. 某患者在输血过程中口唇出现水肿，皮肤瘙痒。该患者最可能发生了
A. 空气栓塞 B. 过敏反应
C. 血管内溶血 D. 血管外溶血
E. 枸橼酸钠中毒

33. 患者，女，30岁。妊娠39周，临产4小时，宫缩30～35秒，间隔4～5分钟，胎心140次/分，先露部头、高浮，突然阴道流液，色清，宫口开大1指。下列处理不正确的是
A. 立即听胎心音
B. 记录破膜时间
C. 卧床，抬高臀部
D. 鼓励产妇在宫缩时运用腹压加速产程进展
E. 超过12小时尚未分娩，加用抗生素

34. 患者，女，50岁。诊断为宫颈癌。下列对宫颈癌临床表现的描述错误的是
A. 宫颈癌的癌前病变又称宫颈上皮内瘤样病变
B. 多发生于育龄期和老年妇女
C. 早期可无自觉症状
D. 一旦患病，则出现阴道大量流血
E. 晚期患者可出现大量脓性或米汤样恶臭白带

35. 在人际沟通的不同层次中，对陈述事实的沟通描述正确的是
A. 多加入个人意见
B. 沟通双方已建立信任感时，多采用此种方式
C. 主要让患者叙述，护士不要过多影响患者的陈述
D. 不利于护士了解患者的情况
E. 双方分享对事件的感觉

36. 某产妇，30岁。自然分娩后第2日，行身体评

估，下列指标正常的是
A．出汗量多　　　　　　B．呼吸 24 次/分
C．体温 39.2℃　　　　　D．尿量 400ml/24h
E．宫底脐上 3 指

37．为慢性心力衰竭患者进行输液治疗时，输液速度宜控制在
A．10～20 滴/分　　　　B．20～30 滴/分
C．30～40 滴/分　　　　D．40～50 滴/分
E．60～70 滴/分

38．患者，男，50 岁。胃溃疡病史 20 余年，近 1 个月出现腹部疼痛不似以前规律，无恶心、呕吐、体重下降现象。入院检查大便隐血试验阳性，考虑为胃溃疡伴消化道出血。下列生活指导正确的是
A．禁食　　　　　　　　B．多饮肉汤
C．高蛋白高纤维饮食　　D．温凉、无刺激性饮食
E．增加体育锻炼

39．患者，男，23 岁。大量饮酒后突发中上腹部持续性刀割样疼痛，伴反复恶心、呕吐，呕吐物为食物和胆汁。查体：体温 37.5℃，脉搏 80 次/分，呼吸 20 次/分，血压 100/80mmHg。入院后诊断为急性胰腺炎。该患者目前存在的最主要的护理问题是
A．体温过高　　　　　　B．焦虑
C．疼痛　　　　　　　　D．知识缺乏
E．活动无耐力

40．患者，女，30 岁。继发不孕 3 年，现月经后 3 日突发高热、寒战，下腹疼痛，体温 39.7℃，妇科检查：宫颈充血，有脓性分泌物。下列哪项诊断的可能性最大
A．急性阑尾炎　　　　　B．输卵管积液
C．急性宫颈炎　　　　　D．急性盆腔炎
E．子宫内膜异位症

41．患者，女，30 岁。因阴道分泌物增多伴轻度外阴瘙痒 1 周住院，妇科检查：分泌物呈灰白色，均匀一致，并黏附于阴道壁，阴道壁无充血。氨试验：有烂鱼腥臭味。线索细胞＞20％。最可能的诊断是
A．滴虫阴道炎　　　　　B．念珠菌阴道炎
C．细菌性阴道病　　　　D．外阴瘙痒症
E．非特异性阴道炎

42．患者，女，30 岁。妊娠 36 周，无诱因阴道流血约 400ml。腹部检查：腹软无压痛，胎位清楚，胎心 158 次/分，阴道可见活动性出血。下述护理措施哪项不正确
A．建立静脉通路，交叉配血、备血
B．做好急诊剖宫产术前准备
C．吸氧

D．做好新生儿抢救准备
E．胎儿娩出，不必急于给缩宫素，可先观察宫缩情况

43．腹痛是输卵管妊娠患者最主要的主诉，腹痛的性状不可能是
A．一侧下腹酸胀感　　　B．一侧撕裂感
C．进食后加剧　　　　　D．肩胛部放射痛
E．肛门坠胀感

44．患者，女，妊娠 28 周。产前检查时经 B 超诊断为羊水过多。关于羊水过多的临床表现，下述哪项是正确的
A．症状轻重与羊水增加量无关
B．多数羊水增加是急剧的
C．急性羊水过多常发生于妊娠晚期
D．急性羊水过多可引起呼吸困难等压迫症状
E．慢性羊水过多多发生于妊娠 20 周时

45．患者，女，妊娠 36 周。G2P1，自数胎动 20 次/12 小时就诊，查体示子宫与孕月相符，B 超示羊水量少。护理措施不正确的是
A．不可使用羊膜腔灌注法
B．监测胎心
C．羊水过少，如近足月可选择剖宫产术
D．做好心理护理
E．定期测量宫高、腹围

46．患者，女，32 岁，双胎妊娠。孕 36 周时经阴道分娩。当第 2 个胎儿娩出后，阴道出血约为 600ml，色暗红，可凝。检查产道无裂伤。胎盘、胎膜完整，子宫体软，轮廓不清，血压 110/80mmHg。为明确其出血原因，应重点评估的是
A．胎盘、胎膜娩出情况　B．血压
C．子宫收缩情况　　　　D．血液是否凝固
E．软产道是否有裂伤

47．患者，男，60 岁。直肠癌行 Miles 手术，术后 9 日，患者出现腹部胀痛、恶心。腹壁造口检查：肠壁浅红色，弹性差，可伸入一小指头。该患者可能出现的术后并发症是
A．便秘　　　　　　　　B．造口狭窄
C．吻合口瘘　　　　　　D．肠粘连
E．造口肠段血运障碍

48．患者，女，30 岁。妊娠 28 周，妊娠合并先天性心脏病。下述护理措施哪项不正确
A．嘱其注意休息
B．嘱其加强产前检查，每 2 周检查 1 次
C．嘱其预产期前 2 周入院待产
D．嘱其限制食盐摄入，每日 4～5g
E．嘱其预防受凉感冒

49. 患者，女，65岁。慢性阻塞性肺疾病病史。近年来多次在冬季发生肺炎。为减少患病概率，可以嘱患者在易发病季节
A．冷水浴　　　　　　B．接种卡介苗
C．接种流感疫苗　　　D．服用抗生素
E．在家中不要外出

50. 患者，女，70岁。脑出血入院，出现意识模糊、频繁呕吐。右侧瞳孔大，血压220/120mmHg，左侧偏瘫。应禁止使用的护理措施为
A．绝对卧床休息，头偏向一侧
B．应用脱水、降颅压治疗
C．遵医嘱降压治疗
D．止血治疗
E．头痛剧烈者应用吗啡镇痛

51. 患者，男，37岁。因严重脑外伤收住院，收集资料评估患者后，确认存在以下健康问题，其中应优先解决的护理问题是
A．营养缺乏　　　　　B．皮肤完整性受损
C．尿失禁　　　　　　D．呼吸道阻塞
E．语言沟通障碍

52. 7个月小儿，其家长带至儿保门诊咨询喂养方法。应指导添加的辅食是
A．碎肉和菜汤　　　　B．面条和肉末
C．烂面和粥　　　　　D．带馅的食品
E．碎肉和馒头

53. 某初产妇，35岁，G1P0，宫内妊娠41周，在分娩过程出现宫缩乏力导致第二产程延长，有可能出现对母儿的影响不包括
A．胎儿窘迫　　　　　B．子宫破裂
C．产后感染　　　　　D．膀胱阴道瘘
E．产后出血

54. 患者，男，67岁，患高血压15年。该患者使用降压药物时应注意
A．最好睡前服用　　　B．从小剂量开始
C．1周测量血压2次　D．血压正常后即可停药
E．降压越快越好

55. 患者，女，50岁。急性前壁心肌梗死2小时。心电监护仪突然显示完全不规则波浪形曲线，无QRS波与T波。以下描述错误的是
A．患者发生心室纤颤
B．立即静脉注射利多卡因
C．施行非同步电复律
D．立即进行心肺复苏
E．患者发生猝死，无抢救意义

56. 患者，男，48岁，受凉后哮喘发作。2天来呼吸困难加重，皮肤潮红，多汗，眼球结膜水肿。应给予其的吸氧方式是
A．高流量持续吸氧　　B．高流量间歇吸氧
C．低流量持续吸氧　　D．低流量间歇吸氧
E．吸纯氧

57. 患者，女，60岁。因急性心肌梗死入院，病情不稳定。该患者出现哪项心律失常时需高度警惕心室纤颤的发生
A．房室传导阻滞　　　B．窦性心动过缓
C．室性心动过速　　　D．心房颤动
E．室上性心动过速

58. 患者，男，65岁。慢性咳嗽、咳痰30年，下肢水肿1年。近半个月咳嗽加重，痰量增加，为黄色脓痰。呼吸困难，腹胀明显，食欲缺乏，诊断为慢性肺源性心脏病、呼吸衰竭。对患者进行的健康教育，不妥的内容是
A．鼓励患者进行耐寒锻炼，如坚持冷水洗脸
B．避免吸入刺激性气体
C．尽量少去人多拥挤的地方，减少呼吸道感染机会
D．可以长期应用抗生素预防呼吸道感染
E．积极改善膳食结构，加强营养

59. 患者，女，45岁。风湿性心脏瓣膜病病史12年，因心源性水肿给予噻嗪类利尿药治疗时，应特别注意预防
A．低钾血症　　　　　B．高氯血症
C．低钙血症　　　　　D．高钾血症
E．低镁血症

60. 患者，男，43岁。工作时因厂房倒塌被埋3分钟后被救出，口鼻有大量泥土，窒息。事故现场最佳处理措施为
A．气管插管　　　　　B．环甲膜穿刺
C．气管切开　　　　　D．抠出口鼻的泥土
E．放置口咽通气道

61. 患儿，2岁。发热伴犬吠样咳嗽3日，声嘶。查体：体温38.4℃，口唇发绀，"三凹"征，有吸气性喉鸣。不正确的护理措施是
A．密切观察病情变化　B．肾上腺糖皮质激素
C．雾化输氧　　　　　D．药物降温
E．做好气管切开准备

62. 患者，男，65岁。确诊慢性阻塞性肺疾病多年，加重1周入院。现痰多不易咳出，昼睡夜醒，头痛、烦躁，神志恍惚。晨间护理时发现患者神智淡漠。应考虑
A．呼吸性碱中毒　　　B．痰液阻塞
C．肺性脑病先兆　　　D．休克早期
E．脑疝

63. 患者，男，47岁。反复咳嗽、咳痰、喘息15年，诊断为慢性喘息型支气管炎。该疾病的特点是
A．端坐呼吸

B. 进行性呼吸困难
C. 呼气性呼吸困难伴双肺哮鸣音
D. 吸气性呼吸困难伴双肺哮鸣音
E. 呼吸困难伴咳铁锈色痰

64. 患者，男，20岁。患支气管哮喘5年。护士对患者进行健康教育。指导患者居住环境可以
A. 放置鲜花　　　B. 饲养小狗
C. 铺全毛地毯　　D. 悬挂布质窗帘
E. 使用羽毛枕头

65. 患者，男，60岁。因咳嗽、呼吸困难、双下肢水肿1个月入院，既往有慢性肺源性心脏病史。查体：慢性病容，端坐呼吸。为警惕患者发生肺性脑病，应注意观察
A. 体温　　　　　B. 饮食情况
C. 心率　　　　　D. 意识状态
E. 血压

66. 患者，男，30岁。全身水肿4周，实验室检查：血浆清蛋白22g/L，尿量800ml/d，尿蛋白5g/24h，尿红蛋白（+），患者水肿最主要的原因是
A. 摄入盐分过多
B. 抗利尿激素分泌过多
C. 血浆胶体渗透压下降
D. 肾小球滤过率下降
E. 血管通透性下降

67. 患儿，女，7个月，诊断化脓性脑膜炎，经抗生素治疗7日后热退，病情好转，复查脑脊液细胞数由 $1500 \times 10^6/L$ 降至 $50 \times 10^6/L$，近2日开始发热，体温39.6℃，伴频繁呕吐。该患儿可能并发了
A. 脑性瘫痪　　　B. 硬膜下积液
C. 神经母细胞瘤　D. 蛛网膜下隙出血
E. 胶质细胞瘤

68. 患儿，女，8岁。猩红热病后14日，发现眼睑水肿，尿呈茶色，血压140/105mmHg。护士考虑该患儿可能发生了
A. 心肌炎　　　　B. 喉炎
C. 肾炎　　　　　D. 支气管炎
E. 风湿热

69. 患儿，1岁半。2周前患麻疹，近6日来发热，体温39.2℃，咳嗽、气促，双肺呼吸音粗，未闻及啰音。PPD（+++）。胸部X线：双肺见分布均匀、大小一致、密度一致的粟粒状阴影。诊断可能是
A. 麻疹合并急性粟粒型肺结核
B. 间质性肺炎
C. 支气管肺炎
D. 原发型肺结核

E. 金黄色葡萄球菌肺炎

70. 轻度窒息新生儿，经抢救后面色红润，哭声正常。下列护理中错误的是
A. 乳汁不足可添加奶粉　B. 头颅血肿早期冷敷
C. 保持呼吸道通畅　　　D. 遵医嘱给止血药
E. 取平卧位

71. 法洛四联症患儿腹泻时最易出现的并发症是
A. 心力衰竭　　　B. 脑血栓形成
C. 呼吸道感染　　D. 低血容量性休克
E. 感染性动脉炎

72. 患者，男，24岁。走路看手机不小心撞伤左脸部，30分钟后到校医务室就诊。正确的处理方法是
A. 热敷　　　　　B. 冷敷
C. 使用抗生素　　D. 局部按摩
E. 冷热敷交替使用

73. 患者，男，39岁。塌方事故中导致骨盆骨折及胫腓骨骨折。接诊时首先应注意的并发症是
A. 感染　　　　　B. 休克
C. 内脏损伤　　　D. 骨筋膜室综合征
E. 愈合障碍

74. 患者，女，26岁。诊断为尺、桡骨骨折，疑已经发生骨筋膜室综合征。应立即采取的处理措施是
A. 抬高患肢　　　B. 立即输液
C. 筋膜切开术　　D. 给予石膏绷带外固定
E. 为患者抽血化验

75. 患者，男，27岁。因车祸致腹部开放性损伤，伴部分肠管脱出。紧急处理是
A. 迅速将肠管还纳腹腔
B. 用消毒碗覆盖脱出物包扎转运
C. 用消毒棉垫加压包扎
D. 敞开伤口，送往医院
E. 用凡士林纱布加压包扎

※76. 患者，男，65岁。颜面水肿，空腹血糖12.3mmol/L。糖尿病肾病尿毒症期，曾不规则治疗。目前降糖治疗应首选
A. 控制饮食+双胍类　　B. 单纯控制饮食
C. 控制饮食+磺脲类　　D. 控制饮食+胰岛素
E. 控制饮食+噻唑烷二酮类

77. 患儿，女，11个月。多汗，睡眠不安，查体：可见枕秃，肋缘外翻，诊断为维生素D缺乏性佝偻病。护士采取的护理措施不正确的是
A. 积极进行站立、行走锻炼
B. 护理动作要轻柔
C. 勤洗澡、勤换内衣
D. 多带患儿到户外晒太阳

E. 添加含维生素 D 的食物
78. 患儿，女，胎龄 34 周早产儿。开始给予铁剂预防缺铁性贫血最佳的时间是
A. 出生后 4 个月　　B. 出生后 2 个月
C. 出生后 2 周　　　D. 出生后 1 个月
E. 出生后 3 个月
79. 患者，女，25 岁。自述"看到刀子，就想拿起来割脉"。虽不伴有相应的行动，但却因此感到紧张和不安。护士评估时考虑为
A. 强迫怀疑　　　　B. 强迫性对立思维
C. 强迫情绪　　　　D. 强迫意向
E. 强迫行为
80. 患者，女，45 岁。患 1 型糖尿病合并酮症酸中毒，经治疗意识恢复，但短时间后突然感到心悸、饥饿、出汗，随即又发生意识障碍。护士应采取的措施是
A. 静脉注射 50% 葡萄糖注射液
B. 加用二甲双胍
C. 使用强心药
D. 遵医嘱调整胰岛素的剂量
E. 应用呼吸兴奋药
81. 患者，男，40 岁。因持续高浓度吸氧后出现氧中毒。其临床表现不包括
A. 进行性呼吸困难　B. 烦躁不安
C. 面色苍白　　　　D. 恶心
E. 瞳孔散大
82. 患者，男，72 岁。左侧股骨颈骨折，手术后生活不能自理。行晨间护理的最佳顺序是
A. 用便器→扫床→皮肤护理→口腔护理
B. 皮肤护理→用便器→口腔护理→整理床单位
C. 扫床→口腔护理→皮肤护理→用便器
D. 口腔护理→扫床→皮肤护理→用便器
E. 用便器→口腔护理→皮肤护理→整理床单位
83. 患者，男，38 岁。因患再生障碍性贫血而住院，入院查血常规呈全血细胞减少。医嘱给予新鲜血 200ml 即刻输注，输血 100ml 左右时患者发生寒战，继而诉头痛、恶心，测体温 39.5℃。最初的处理正确的是
A. 行换血疗法　　　B. 心理护理
C. 暂停输血，报告医生　D. 静脉注射地塞米松
E. 28℃生理盐水灌肠降温
84. 对精神科患者的生命安全威胁最大的因素是
A. 自杀、自伤倾向　B. 躯体疾病
C. 暴力、冲动行为　D. 木僵
E. 药物不良反应
85. 患者，女，26 岁。患有抑郁症，伴有被害妄想，认为饭中有毒而拒食。此时护士的正确做法是

A. 把患者约束起来，直至同意进食为止
B. 鼻饲
C. 让患者任意挑选，或护士当面先尝一尝饭菜，或任其与他人交换
D. 避免冲突，不勉强患者进食，让其饥饿再进食
E. 强行喂食
86. 《中华人民共和国献血法》规定的无偿献血年龄是
A. 15～55 岁　　　　B. 18～50 岁
C. 18～55 岁　　　　D. 20～60 岁
E. 14～65 岁
87. 患者，女，43 岁。昏迷，需要鼻饲维持营养。护士在插胃管时比量胃管长度的方法是
A. 从鼻尖至剑突的距离
B. 从口唇至耳垂再到剑突的距离
C. 从发际到剑突的距离
D. 从口唇至剑突的距离
E. 从发际至鼻尖再到耳垂的距离
88. 护士小周为气性坏疽病患者处理伤口后换下的敷料应
A. 统一填埋　　　　B. 日光暴晒
C. 浸泡消毒　　　　D. 高压灭菌
E. 集中焚烧
89. 患者，男，53 岁。因高热急诊入院，体温 40.9℃。降温措施是
A. 嘱患者多饮冰水　B. 冰敷后立即测体温
C. 冷水擦浴　　　　D. 心前区乙醇擦浴
E. 前额置冰袋

二、Ⅱ型题（A_3/A_4 型题）：下列每个病例下设若干考题，请根据各考题题干所提供的信息，从每道题 A、B、C、D、E 五个备选答案中选择一个最佳答案，并在答题卡上将相应题号对应答案所属的方框涂黑。

（90、91 题共用题干）
患者，女，25 岁。孕 12 周，先天性心脏病。妊娠后表现为一般体力活动受限制，活动后感觉心悸、轻度气短，休息时无症状。

90. 决定该患者能否继续妊娠的依据是
A. 胎儿大小　　　　B. 年龄
C. 心脏病种类　　　D. 病变发生部位
E. 心功能分级
91. 患者整个妊娠期心脏负荷最重的时期是
A. 孕 12 周内　　　B. 孕 24～26 周
C. 孕 28～30 周　　D. 孕 32～34 周
E. 孕 36～38 周

（92～94 题共用题干）
患者，男，55 岁。反复出现排便后肛门疼痛，

时有瘙痒4年余。站立或行走过久时肛门有肿胀感。昨日突发便后肛门剧烈疼痛，咳嗽时疼痛加剧。查体见肛门处有一紫红色肿块，有触痛感，直径约2cm。

92. 最可能的诊断是
A. 直肠息肉脱出　　B. 血栓性外痔
C. 肛管周围脓肿　　D. 内痔并发感染
E. 肛裂

93. 若患者行手术治疗，术后正确的护理措施是
A. 术后早期下床活动
B. 术后3日内通过饮食管理尽量不解大便
C. 术后当天可进普食
D. 术后尽量减少或不使用镇痛药
E. 术后每日用1：5000的高锰酸钾溶液坐浴

94. 患者术后不会出现的情况是
A. 伤口出血　　B. 尿潴留
C. 肛门疼痛　　D. 伤口渗血
E. 肠粘连

（95、96题共用题干）
患者，男，54岁。因左膝关节持续性疼痛9日入院，已诊断为左股骨骨肉瘤，拟行截肢手术。

95. 术前化疗不正确的是
A. 药物应现配现用，防止药液外渗
B. 白细胞降至$1×10^9$/L以下考虑暂停化疗
C. 化疗前半小时给予止吐药物，以预防恶心、呕吐
D. 头部放置冰袋降温，预防脱发
E. 定期检查肝、肾功能及心功能

96. 手术后患者出现幻肢痛，正确的处理方法是
A. 给予镇痛药物
B. 热敷、理疗
C. 鼓励活动
D. 应用放松疗法等心理治疗手段
E. 行神经阻断手术

（97、98题共用题干）
患者，女，31岁。因发热、咽痛1周入院，诊断为急性淋巴细胞白血病。

97. 患者体温达41℃，下列哪种降温措施不宜采用
A. 鼓励饮水　　B. 静脉补液
C. 冷敷　　　　D. 乙醇拭浴
E. 退热剂

98. 医生要求患者进行化疗，有关化疗药物主要不良反应错误的是
A. 柔红霉素——心脏毒性
B. 环磷酰胺——出血性膀胱炎
C. 长春新碱——末梢神经炎
D. 地塞米松——库欣综合征
E. 甲氨蝶呤——出血性膀胱炎

（99～102题共用题干）
患者，男，55岁。诊断为胆道泥沙样结石，拟行胆总管空肠 Roux-en-Y 吻合术。白细胞$11.5×10^9$/L，中性粒细胞 0.75。血清总胆红素 162 μmol/L，谷丙转氨酶 215 U/L，凝血酶原时间（PT）18秒。

99. 在抗感染的基础上，下列哪项措施最有针对性
A. 增加营养　　　　B. 补充电解质
C. 注射维生素K　　D. 应用白蛋白
E. 输血

100. 术前何时开始口服肠道抗生素
A. 2日　　B. 3日
C. 4日　　D. 5日
E. 7日

101. 患者口服灌肠液的时间为
A. 术前7日晚　　B. 术前5日晚
C. 术前3日晚　　D. 术前2日晚
E. 术前1日晚

102. 术前最有意义的检查是
A. B超　　B. MRI
C. CT　　 D. ERCP
E. ECG

（103、104题共用题干）
患儿，男，5岁。3日来高热不退、寒战，右小腿上端红、肿、剧痛，有深压痛。实验室检查：血白细胞$21×10^9$/L，中性粒细胞 0.85，X线片正常，4日前玩耍不慎曾有右膝碰伤史。

103. 最可能的诊断是
A. 右膝化脓性关节炎　　B. 急性血源性骨髓炎
C. 膝关节结核　　　　　D. 急性蜂窝织炎
E. 创伤性关节炎

104. 此患儿护理诊断及合作性问题应除外
A. 营养失调：高于机体需要量
B. 体温过高
C. 急性疼痛
D. 躯体活动障碍
E. 焦虑

（105～107题共用题干）
患儿，女，1岁半。因"发热，流涕3日"就诊。查体：体温39.8℃，脉搏135次/分；神志清，咽充血，心肺检查无异常。查体时患儿突然双眼凝视，四肢强直性、阵挛性抽搐。

105. 引起患儿病情变化的原因最有可能的是
A. 癫痫　　　　　B. 高热惊厥
C. 病毒性脑炎　　D. 低血糖症
E. 化脓性脑膜炎

106. 按医嘱静脉注射地西泮2mg（1ml含10mg地西泮），应抽取药液的量是

A. 1ml　　　　　　　　B. 0.2ml
C. 0.6ml　　　　　　　D. 0.8ml
E. 0.4ml

107. 为防止患儿外伤，错误的做法是
A. 床边设置防护挡
B. 用约束带捆绑四肢
C. 移开床上一切硬物
D. 将纱布放在患儿的手中
E. 压舌板裹纱布置于上下磨牙间

（108~112题共用题干）

患者，男，45岁。外伤后出现呼吸困难、发绀、冷汗。查体：心率110次/分，血压70/40mmHg，气管向左侧偏移，颈部广泛皮下气肿，右侧胸部饱满，叩诊呈鼓音，右肺呼吸音消失。

108. 最可能的诊断是
A. 血胸　　　　　　　B. 肺挫裂伤
C. 肋骨骨折　　　　　D. 张力性气胸
E. 创伤性窒息

109. 此时，首选的治疗措施是
A. 气管切开　　　　　B. 剖胸探查
C. 胸腔穿刺抽气减压　D. 补液、输血抗休克
E. 镇静、镇痛

110. 若对该患者实施胸腔闭式引流，以排气为目的的胸腔引流管安放的位置是
A. 锁骨中线第2肋间　　B. 锁骨中线第4肋间
C. 锁骨中线第6肋间　　D. 腋中线第5、6肋间
E. 腋中线第7、8肋间

111. 该患者的主要护理问题是
A. 潜在并发症：休克
B. 知识缺乏
C. 恐惧
D. 营养失调：低于机体需要量
E. 清理呼吸道无效

112. 若该患者行胸腔闭式引流5日后，仍严重漏气，呼吸困难未见好转。此时，进一步处理措施是
A. 剖胸探查
B. 持续高流量吸氧
C. 增加胸膜腔插管引流
D. 人工呼吸机辅助呼吸
E. 输血、输液，加强支持治疗

（113~115题共用题干）

患者，女，40岁。因"消瘦、烦躁2个月"入院，入院诊断为甲状腺功能亢进症。

113. 患者入院后的饮食应给予
A. 低蛋白饮食　　　　B. 低热量饮食

C. 低脂肪饮食　　　　D. 高热量饮食
E. 高纤维素饮食

114. 若患者行甲状腺大部切除术治疗，麻醉清醒后患者应
A. 禁饮食　　　　　　B. 流质饮食
C. 普通饮食　　　　　D. 软质饮食
E. 半流质饮食

115. 患者手术后麻醉清醒时可采取的体位为
A. 侧卧位　　　　　　B. 端坐卧位
C. 半坐卧位　　　　　D. 头高足低位
E. 去枕仰卧位

（116~120题共用题干）

患者，男，56岁。腹痛、腹胀、呕吐胃内容物及胆汁2小时。近3个月来时有腹胀，大便带黏液，大便次数增加，每日2~3次，无排便不尽及里急后重感。查体：体温36℃，脉搏90次/分，血压115/70mmHg；腹膨隆，未见肠型，腹软，右下腹可触及一针头行肿块，质韧、压痛，腹部X线透视见一气-液平面。白细胞$9×10^9$/L，中性粒细胞0.75。发病以来，患者体重减轻5kg，睡眠欠佳。

116. 根据该患者的症状，初步考虑为
A. 幽门梗阻　　　　　B. 胆道梗阻
C. 急性胃肠炎　　　　D. 肠梗阻
E. 急性胰腺炎

117. 该患者的症状最可能是由于以下何种原因引起
A. 阑尾周围脓肿　　　B. 结肠结核
C. 结肠肿瘤　　　　　D. 回盲部肠套叠
E. 肠扭转

118. 该患者目前存在的护理诊断，不正确的是
A. 体液不足　　　　　B. 疼痛
C. 自我形象紊乱　　　D. 营养失调：低于机体需要量
E. 睡眠型态紊乱

119. 针对该患者的处理原则是
A. 口服液体石蜡通便　B. 低压灌肠
C. 紧急手术解除梗阻　D. 抗结核治疗
E. 解痉镇痛

120. 针对该患者的术前准备，错误的是
A. 生命体征平稳可取半坐卧位
B. 合理输液并记录出入量
C. 禁食
D. 胃肠减压
E. 从胃管注入等渗平衡盐溶液清洁肠道

模拟试题五

专业实务

一、Ⅰ型题（A_1/A_2型题）：请从各题 A、B、C、D、E 五个备选答案中选择一个最佳答案，并在答题卡上将相应题号对应答案所属的方框涂黑。

1. 正确服用铁剂的给药指导是
 A．饭前饮用　　　　B．服药后及时漱口
 C．茶水送服　　　　D．牛奶送服
 E．直接喝取
2. 患者，男，60岁，口腔溃疡2周，采集标本进行真菌培养，正确的采集方法是
 A．采集患者痰液标本
 B．用无菌长棉签擦拭咽部分泌物
 C．用无菌长棉签擦拭腭弓分泌物
 D．用无菌长棉签快速擦拭扁桃体分泌物
 E．用无菌长棉签在口腔溃疡表面上取分泌物
3. 卧床患者床上擦浴时操作错误的一项是
 A．调节室温至22～26℃
 B．关闭门窗，遮挡患者
 C．为外伤患者脱衣服时先脱患侧后脱健侧
 D．脱衣应先脱近侧后脱对侧
 E．擦浴后骨突处用50%乙醇溶液做按摩
4. 使用约束带时，应注意观察
 A．患者神志是否清楚
 B．患者体位是否舒适
 C．约束是否牢靠
 D．被约束部位皮肤的颜色
 E．衬垫是否合适
5. 测量血压的方法，错误的是
 A．测量前安静休息20～30分钟
 B．测量时肱动脉和心脏位于同一水平
 C．袖带松紧以两指为宜
 D．袖带下缘距离肘窝2～3cm
 E．放气速度以4mmHg/s为宜
6. 某护士在执业过程中，对身为某处级单位领导的患者照顾的体贴周到，而对郊区农民患者基本不闻不问。该护士违反了护理执业中哪项伦理原则
 A．尊重原则　　　　B．不伤害原则
 C．行善原则　　　　D．自主原则
 E．公正原则
7. 肝硬化腹水患者每日氯化钠的摄入量宜控制在
 A．1.2～2.0g　　　　B．2.5～3.5g
 C．3.5～4.0g　　　　D．4.5～5.0g
 E．5.0～7.5g
8. 患者，女，72岁。因巴比妥药物中毒急诊入院，洗胃时应选择的灌洗溶液是
 A．蛋清水　　　　B．1：5000高锰酸钾
 C．牛奶　　　　　D．硫酸铜
 E．硫酸镁
9. 运用PDCA循环的基本方法，可以对护理质量和安全持续改进。其中"A"代表
 A．管理　　　　　B．计划
 C．实施　　　　　D．检查
 E．处理
10. 输血前不需要的准备工作是
 A．加温血液制品
 B．库存血需在室温下放置15～20分钟后再输入
 C．检查血液制品的有效期、质量和储存装置是否完好
 D．做血型鉴定及交叉配血试验
 E．血液从血库取出后勿剧烈振荡
11. 中医的五等分类中，"五液"是指
 A．泪、汗、涎、涕、唾
 B．气、血、津、液、精
 C．泪、汗、饮、涕、痰
 D．爪、面、唇、毛、发
 E．筋、脉、肌肉、皮毛、骨
12. 煎煮中草药的火候应
 A．直接用文火煮沸　　B．先武后文
 C．先文后武　　　　　D．直接用武火煮沸
 E．文武交替使用
13. 精神科患者出现下列哪种情况时，护士应高度关注，以免发生走失
 A．拒绝正确意见，情绪执拗
 B．情绪高涨，言语激动
 C．情绪紧张，无故攻击他人
 D．语言啰嗦，反复絮叨
 E．四处徘徊，无目的走动

※14．关于鼻饲方式说法错误的一项是
A．可以灌注食物、水及药物
B．导管由鼻腔插入胃内
C．是肠内管饲的一种
D．提供热能和蛋白质等多种营养素
E．适用于不能由口进食的患者
15．护士在为患者采集血标本时，手不小心被针头刺伤，以下处理方式错误的是
A．在伤口局部挤压
B．用肥皂水清洗
C．75%乙醇消毒伤口
D．及时填写锐器伤登记表
E．如戴手套者应按规范迅速脱去手套
16．患者，男，63岁。持续高热，怀疑败血症，护士为其采集血培养标本，错误的是
A．检查血培养瓶有无裂缝
B．检查培养基是否足够
C．注意无菌操作，防止污染
D．采血后即将针头插入培养瓶并注入血液
E．血液注入培养瓶后轻轻摇匀
17．患者，女，75岁。处于持续睡眠状态，可叫醒，醒后能正确、简单而缓慢回答问题，刺激去除后又很快入睡。患者此时的意识处于
A．浅昏迷　　　　B．昏睡
C．嗜睡　　　　　D．意识模糊
E．深昏迷
18．患者，女，32岁。车祸致头部受伤，诊断为颅中窝骨折。患者适宜的体位是
A．去枕平卧位　　B．屈膝仰卧位
C．右侧卧位　　　D．半坐卧位
E．头高足低位
19．某静脉输液的患者主诉疼痛，局部肿胀，回抽无回血。考虑是
A．针头堵塞　　　B．静脉痉挛
C．针头贴近血管壁　D．针头在血管外
E．针头斜面一半穿透对侧血管壁
20．急诊护士突然接诊20位急性食物中毒患者，护士人手不够。此时应
A．安排向附近其他医院转送患者
B．通知卫生行政部门
C．通知保卫科
D．通知护士长和科室主任
E．通知护理部
21．某肺炎患者入院后持续性高热，体温高达39℃。护士抽血做血培养的最佳时间是
A．早晨空腹　　　B．体温降至正常水平
C．应用抗生素之前　D．晚饭后
E．即刻
22．某护士，因工作调动原因，由甲地某医院调到乙地某医院从事护理工作，需要变更执业注册，有关变更执业注册叙述正确的是
A．执业地点变更不一定要变更执业注册
B．参加学术会议需要变更执业注册
C．护士变更注册后其执业许可期限为2年
D．受理及注册机关应在20个工作日内进行审查
E．到异地参加卫生行政部门下达的紧急救护，不需要变更执业注册
※23．患者，女，62岁。医嘱阿托品0.5mg，im，st。不符合注射原则的是
A．严格执行无菌技术操作
B．严格执行查对制度
C．选择肌肉丰富，远离大血管、神经的部位
D．勿将针头全部刺入
E．注射时进针推药要快，拔针慢
※24．患者，男，54岁。血液病，需输新鲜血，上午12时血库来电话，下午3时新鲜血可送到。现补液尚有360ml，需维持补液，调节输液滴速为
A．30滴/分　　　B．32滴/分
C．35滴/分　　　D．20滴/分
E．28滴/分
25．抗抑郁药5-羟色胺再摄取抑制剂，起效时间是开始服药后
A．1周　　　　　B．2周
C．3周　　　　　D．4周
E．5周
26．患者，男，29岁。见人就问"1加1为什么等于2，而不等于3？"自知整天思考这个问题毫无意义，但又无法控制。此症状为
A．思维云集　　　B．思维插入
C．机械语言　　　D．强迫观念
E．思维迟缓
※27．患者，男，75岁。因脑卒中收治神经内科，护士为其护理，错误的是
A．勤翻身
B．"四无"包括无压疮、无坠床、无烫伤、无交叉感染
C．整理床单位
D．及时记录
E．为其家属提供陪住床
28．急诊留观室护士在实施饮食护理时不正确的是
A．督促和协助配膳员分发食物
B．检查试验饮食的实施情况
C．巡视患者进餐情况
D．如遇昏迷患者要谨慎喂食，以免呛入气管

E. 需禁食的患者做好交接班
29. 患者，女，阑尾炎手术后第1日，应给予的护理级别是
A. 特别护理 B. 一级护理
C. 二级护理 D. 三级护理
E. 四级护理
30. 患者，女，30岁，因宫外孕需紧急送往手术室进行手术，平车运送患者途中，护士应
A. 暂停吸氧输液 B. 暂停吸氧，继续输液
C. 继续吸氧，输液 D. 继续吸氧，暂停输液
E. 站在患者足端
31. 患者，男，58岁。慢性肺源性心脏病急性发作入院，主诉怕冷。护士为该患者灌热水袋适宜的水温是
A. 32℃ B. 50℃
C. 60℃ D. 70℃
E. 65℃
32. 患者，男，35岁。患慢性阿米巴痢疾，用2%小檗碱灌肠治疗。下列护理措施错误的是
A. 晚间入睡前灌入
B. 灌肠前嘱患者排便
C. 灌肠时患者取左侧卧位
D. 灌入后保留1小时以上
E. 肛管插入肛门长度为10~15cm
※33. 患者，男，70岁。新入院，体温单的记录方法，正确的是
A. 40~42℃栏内红色笔纵行书写入院时间
B. 眉栏各项用红色笔填写
C. 总结12小时出入量后记录于体温单底栏内
D. 底栏一律用红色笔书写
E. 底栏填写时需注明计量单位
34. 与膀胱癌的发生密切相关的危险因素不包括
A. 长期慢性膀胱炎 B. 长期接触化学制剂
C. 长期尿失禁 D. 吸烟
E. 长期服用镇痛药物
35. 关于泌尿系肿瘤叙述不正确的是
A. 肾癌晚期可经血行转移
B. 以膀胱癌最多见
C. 肾癌多见于40岁以上的男性
D. 肾母细胞瘤为小儿常见良性肿瘤
E. 多为恶性
36. 高血压患者服用卡托普利后，最常见的不良反应为
A. 头痛 B. 腹泻
C. 低血压 D. 心律不齐
E. 刺激性干咳
37. 关于子宫肌瘤的叙述，错误的是

A. 一种卵巢激素依赖性肿瘤
B. 通常分为肌壁间肌瘤、浆膜下肌瘤、黏膜下肌瘤三类
C. 肌瘤周围有假包膜覆盖
D. 肌瘤一般呈白色，质软
E. 女性生殖器中最常见的良性肿瘤
38. 患者，女，30岁。妊娠40周，临产，骨盆外测量：髂前上棘间径24cm，髂嵴间径25cm，骶耻外径18cm，出口横径8.5cm，坐骨棘间径9cm，估计其分娩过程会受到什么影响
A. 胎头入盆困难 B. 胎头俯屈困难
C. 胎头内旋转受影响 D. 不能衔接
E. 仰伸受阻
39. 在加强子宫收缩的方法中，下列哪项应专人监护
A. 人工破膜 B. 静脉滴注缩宫素
C. 针刺 D. 灌肠
E. 排空膀胱
40. 子宫内膜异位症患者卵巢病变最常见的类型是
A. 卵巢恶性肿瘤 B. 卵巢黄体囊肿
C. 卵巢滤泡囊肿 D. 卵巢巧克力囊肿
E. 卵巢炎性包块
41. 某初产妇足月分娩，胎盘30分钟未娩出。检查：子宫下段有一狭窄环，胎盘嵌顿于宫腔内。此时适宜处理方法是
A. 大号刮匙刮取胎盘 B. 麻醉下手取胎盘
C. 行子宫切除术 D. 按摩子宫底娩出胎盘
E. 肌内注射镇痛药徒手取胎盘
42. 下列关于晚期产后出血的原因不正确的是
A. 胎膜、蜕膜残留
B. 胎盘残留
C. 宫缩乏力
D. 子宫胎盘附着面感染或复旧不全
E. 剖宫产术后子宫伤口感染、裂开
43. 肾盂肾炎最常见的感染途径是
A. 上行感染 B. 消化道感染
C. 呼吸道感染 D. 肾脏周围器官感染蔓延
E. 外伤
44. 患者，男，35岁。慢性肾小球肾炎病史10年，近一个月来食欲下降，精神委靡，肾功能检查示血肌酐802μmol/L，血尿素氮11mmol/L。该患者最可能的诊断是
A. 肾功能不全代偿期 B. 肾功能不全失代偿期
C. 肾衰竭期 D. 肾功能不全尿毒症期
E. 氮质血症期
45. 患者，女，28岁。患风湿性瓣膜病，二尖瓣狭窄伴关闭不全2年。2月前因感冒后病情加重入院治疗。不正确的护理措施是

A. 空腹服用阿司匹林
B. 定时测体温，注意热型
C. 卧床休息减少活动
D. 进食高热量、高蛋白清淡易消化饮食
E. 保持口腔清洁

46. 患者，男，45岁。突发左上腹部、腰部剧痛，呈阵发性，向同侧下腹部、外生殖器及股内侧放射，伴有恶心、呕吐、面色苍白及冷汗。2小时后化验尿常规，每高倍镜下红细胞5~8个。该患者最可能为

A. 肾癌 B. 尿道结石
C. 膀胱结石 D. 肾盂癌
E. 肾、输尿管结石

47. 患者，男，35岁。1日前因骑自行车不慎导致骑跨伤，伤后出现尿道口滴血、排尿困难伴尿痛，现症状无明显减轻。此时首选的治疗方法是

A. 行尿道会师术 B. 行尿道修补术
C. 应用镇静药 D. 应用止血药
E. 试插导尿管并留置导尿

48. 患者，女，35岁。诊断为胆道蛔虫病入院，其症状发作期，下列哪项处理措施错误

A. 静脉补液
B. 可用阿托品、山莨菪碱等胆碱能阻滞剂
C. 禁止使用哌替啶
D. 应用抗生素
E. 服用33%硫酸镁溶液

49. 胆总管结石合并感染的患者，非手术治疗期间出现下列哪种情况需做好急诊手术准备

A. 血压下降，意识不清 B. 墨菲征阳性
C. 体温持续升高 D. 黄疸进行性加深
E. 白细胞总数增多

50. 患者，男，30岁，公交司机。近段时间来常出现腰痛，伴左下肢麻木感，查体：左腿抬高试验30°阳性。该患者最有可能的诊断是

A. 椎管狭窄症 B. 腰肌劳损
C. 腰椎间盘突出症 D. 腰3横突综合征
E. 腰椎滑脱

51. 患者，男，27岁。因身体侧位跌倒手掌撑地后，右上肢不能活动，以左手托右侧前臂，头和身体向右侧倾斜而入院。评估：右侧肩峰突出，关节盂空虚，呈"方肩"畸形；右上肢较左上肢长；在右肩关节盂外可触及肱骨头；右手手掌搭到左肩部时，肘部不能贴到胸壁。最可能的诊断是

A. 锁骨骨折脱位 B. 肩关节脱位
C. 肱骨头骨折并脱位 D. 肘关节脱位
E. 肩锁关节脱位

52. 当脱水量占体重11%时可出现

A. 烦躁不安 B. 精神委靡
C. 轻度脱水 D. 中度脱水
E. 重度脱水

※53. 患者，女，43岁，患绒毛膜癌，给予氟尿嘧啶和放线菌素D联合化疗5日。患者不可能出现下列哪项不良反应

A. 恶心、呕吐 B. 脱发
C. 骨髓抑制 D. 口腔溃疡
E. 出血性膀胱炎

54. 患者，女，30岁。妇科检查发现宫颈肥大、质地硬，有浅溃疡，整个宫颈段膨大如桶状。可考虑宫颈癌的类型是

A. 溃疡型 B. 内生型
C. 外生型 D. 颈管型
E. 增生型

55. 患者，女，30岁。诉1年来经量增多，经期延长。妇科检查：子宫呈不规则增大，如孕3个月大小，表面结节状突起，质硬。诊断应首先考虑

A. 子宫内膜癌 B. 子宫颈癌
C. 妊娠 D. 子宫肌瘤
E. 卵巢肿瘤

56. 患者，女，30岁。停经60日，近1周有不规则阴道出血。检查：子宫底脐下3指，质软，HCG阳性。双附件区可触及鹅卵大囊性肿物，表面光滑，活动可。B超可见密集雪花样亮点。最可能的诊断是

A. 妊娠合并卵巢囊肿 B. 双胎
C. 葡萄胎 D. 异位妊娠
E. 妊娠合并子宫肌瘤

57. 护士指导梗阻性肥厚型心肌病患者避免屏气的主要目的是

A. 避免心力衰竭 B. 避免出血
C. 防止晕厥 D. 防止栓塞
E. 防止窒息

58. 患者，女，29岁。半年来常出现左上腹部疼痛，进食后可缓解，经常出现夜间痛，同时伴有泛酸、胃灼热等症状。该患者最可能的诊断是

A. 胃溃疡 B. 急性胃炎
C. 慢性胃炎 D. 反流性食管炎
E. 十二指肠溃疡

59. 患者，女，28岁。有胆石症4年，中上腹部剧痛伴呕吐1小时入院。疑为急性胰腺炎。此时最具诊断意义的实验室检查为

A. 血糖测定 B. 血钙测定
C. 白细胞计数 D. 血清淀粉酶测定
E. 血清脂肪酶测定

60. 患者，男，70岁。肺气肿合并肺部感染住院。

在2小时内输入5%葡萄糖注射液1000ml后,即感呼吸困难加重,咳嗽,咳粉红色泡沫痰。考虑最可能的原因是
A. 急性呼吸衰竭　　　B. 感染性休克
C. 支气管哮喘　　　　D. 急性肺水肿
E. 气管异物

※61. 小儿身长的下部量是指
A. 头顶至脐部　　　　B. 耻骨联合上缘至足底
C. 耻骨联合下缘至足底　D. 坐骨结节到足底
E. 脐部至足底

62. 随着年龄的增长,老年人感官的明显改变是
A. 味阈降低　　　　　B. 皮下脂肪增加
C. 眼视近物能力提高　D. 皮肤免疫功能下降
E. 皮肤感觉敏感性增高

63. 不符合单纯性肾病的临床表现是
A. 大量蛋白尿　　　　B. 肉眼血尿
C. 低蛋白血症　　　　D. 高胆固醇血症
E. 全身浮肿

64. 库欣综合征的典型临床表现不包括
A. 低血压
B. 向心性肥胖、皮肤紫纹
C. 情绪不稳定,失眠,烦躁
D. 皮肤变薄,多血质面容
E. 低钾血症

65. 曲氏试验Ⅰ的检查目的是
A. 深静脉是否通畅　　B. 交通静脉是否通畅
C. 小隐静脉瓣膜功能　D. 交通静脉瓣膜功能
E. 大隐静脉瓣膜功能

66. 婴幼儿最常见的肺炎是
A. 大叶性肺炎　　　　B. 间质性肺炎
C. 毛细支气管炎　　　D. 喘息性支气管炎
E. 支气管肺炎

67. 患者,男,70岁。慢性肺源性心脏病5年,2日前受凉后病情加重,肺、心功能失代偿,此时患者典型的临床表现是
A. 活动后心悸
B. 食欲下降
C. 神志恍惚
D. 呼吸困难加重,夜间尤甚
E. 躁动抽搐

※68. 可作为传染病检疫和留检接触者的重要依据是
A. 恢复期　　　　　　B. 隔离期
C. 潜伏期　　　　　　D. 前驱期
E. 传染期

69. 正常新生儿的心率为
A. 100～120次/分　　B. 120～140次/分
C. 120～150次/分　　D. 140～150次/分
E. 140～160次/分

70. 预防破伤风最有效、最可靠的方法是
A. 彻底清除坏死组织和异物
B. 注射TAT
C. 应用青霉素
D. 注射人体免疫球蛋白
E. 应用肾上腺皮质激素

71. 容易引起急性肾衰竭的损伤是
A. 裂伤　　　　　　　B. 挫伤
C. 挤压伤　　　　　　D. 刺伤
E. 扭伤

72. 应该首先急救的损伤是
A. 休克　　　　　　　B. 骨折
C. 包膜下脾破裂　　　D. 窒息
E. 严重脑挫裂伤

73. 可判断开放性气胸的体征是
A. 血压下降　　　　　B. 脉快
C. 气管向健侧移位　　D. 发绀
E. 伤口处有气体出入的"嘶嘶"声

74. 患者,女,60岁。近2日出现尿频、尿急、尿痛、耻骨弓上不适,且有肉眼血尿,初诊为急性膀胱炎。最适宜的口服药物是
A. 红霉素　　　　　　B. 氧氟沙星
C. 甲硝唑　　　　　　D. 氨苄西林
E. 庆大霉素

75. 患儿,1岁半。外伤致颅内出血,前囟隆起,喷射性呕吐,浅昏迷。提示可能发生脑疝的表现是
A. 双侧瞳孔不等大　　B. 呼吸加快
C. 血压下降　　　　　D. 肌张力降低
E. 由浅昏迷转为烦躁

76. 2岁幼儿,反映生长发育,特别是反映营养状况的重要指标是
A. 头围　　B. 体重　　C. 胸围
D. 身长　　E. 皮下脂肪

77. 执行慢性胃炎患者的医嘱时,使用前应着重与医生进行沟通的药物是
A. 考来烯胺　　　　　B. 山莨菪碱
C. 法莫替丁　　　　　D. 泼尼松
E. 多潘立酮

78. 患者,男,60岁。患高血压,在睡眠中突然感到极度胸闷、气促、出汗、咳嗽,端坐呼吸,血压200/92mmHg,心率108次/分。估计该患者可能发生了
A. 高血压性心脏病　　B. 高血压危象
C. 高血压脑病　　　　D. 急性左心衰竭
E. 肺梗死

79. 患者,女,72岁。每天一般活动后即出现心悸、

气短症状，休息后可缓解，其心功能分级应为
A．心功能失代偿期　　B．心功能Ⅰ级
C．心功能Ⅱ级　　　　D．心功能Ⅲ级
E．心功能Ⅳ级

80．患者，男，45岁。高血压史10年，2小时前出现视物模糊征象，头痛、烦躁、心悸、气促、多汗、尿少，查体：血压200/110mmHg。该患者可能是
A．高血压1级　　　　B．高血压2级
C．高血压3级　　　　D．高血压危象
E．高血压脑病

81．对有机磷中毒患者采取的急救措施，不包括
A．早期足量使用阿托品
B．及时吸氧、吸痰
C．对受污染的皮肤和头发用大量的热水擦洗
D．遵医嘱给予阿托品及胆碱酯酶复能药
E．口服中毒者用清水反复洗胃

82．患者，女，45岁。患风湿性主动脉闭不全18年。病程中左心功能不全的呼吸困难在出现右心功能不全时减轻的原因是
A．体循环淤血加重　　B．上腔静脉淤血加重
C．门静脉淤血加重　　D．肺循环淤血减轻
E．尿量增加

83．患者，男，66岁。因心绞痛入院，舌下含服硝酸甘油0.5mg后眼前发黑、恶心，护士首先应指导患者
A．搀扶坐下　　　　　B．活动四肢
C．吸氧　　　　　　　D．立即平卧
E．加服硝酸甘油0.5mg

84．患者，男，38岁。感染性心内膜炎。患者住院期间突然出现失语、吞咽困难、瞳孔大小不等、神志模糊。最可能出现的并发症是
A．脑栓塞　　　　　　B．心律失常
C．肺栓塞　　　　　　D．脾栓塞
E．肝栓塞

85．患者，女，19岁。因受凉后突然发热、咳嗽、胸痛入院。查体：体温39.5℃，右下肺可闻及湿啰音。血液检查白细胞$17×10^9$/L，中性粒细胞0.85。该患者的治疗应首选
A．氯霉素　　　　　　B．四环素
C．激素　　　　　　　D．青霉素
E．庆大霉素

86．患者，女，31岁。慢性咳嗽、咳痰、咯血3年，复发加重5日入院。痰量较多，有时痰液呈恶臭味。患者幼年患过百日咳。查体：慢性病容，右下肺可闻及局限性湿啰音。该患者最可能的诊断是

A．肺结核　　　　　　B．支气管扩张
C．肺癌　　　　　　　D．肺炎链球菌肺炎
E．慢性支气管炎急性发作

87．患者，男，70岁。慢性迁延性肝炎15余年，近半个月来全身乏力，食欲差，腹胀，腹泻入院。查体：面色晦暗，体型消瘦，皮肤巩膜中度黄染，腹部膨隆，叩诊有移动性浊音。该患者腹水产生的主要原因是
A．抗利尿激素减少　　B．血浆白蛋白升高
C．肝淋巴液生成过多　D．肾功能障碍
E．门静脉高压

88．患者，女，70岁。急性下壁心肌梗死，收入CCU病房。患者出现下列哪种心律失常最危险
A．窦性心动过速　　　B．偶发房性期间收缩
C．心房颤动　　　　　D．三度房室传导阻滞
E．偶发室性期前收缩

89．患者，男，34岁。胸部闭合性损伤后出现严重皮下气肿和极度呼吸困难。首先应考虑为
A．肋骨骨折　　　　　B．张力性气胸
C．血胸　　　　　　　D．肺挫伤
E．创伤性窒息

90．患者，女，53岁。患类风湿关节炎，接受药物治疗。近日因天气变湿冷，腕关节和手指间关节疼痛加重，晨僵可达数小时。目前正确的护理措施是
A．睡前戴手套　　　　B．晨起冷敷手关节
C．保持手关节伸展　　D．加大手关节活动度
E．增加手关节活动量

91．8个月女婴，体格、智能发育均正常，其心理发展的特征是
A．有明显的自主性
B．与父母建立良好的依赖关系
C．自我认同感
D．发展勤奋的个性
E．丰富的想象力和进取精神

92．患儿，女，8岁。确诊为细菌性痢疾，经治疗现临床症状已消失。为预防传播，护士告知家长隔离时间是
A．临床症状消失　　　B．连续3次大便培养阴性
C．临床症状好转　　　D．1次大便培养阴性
E．2次大便培养阴性

93．婴儿，男，胎龄38周，出生体重2900g，身长49cm，体格检查均正常。该婴儿属于
A．早产儿　　　　　　B．过期产儿
C．足月小样儿　　　　D．极低出生体重儿
E．足月儿

94．多根多处肋骨骨折的特征性表现是

A．胸部疼痛　　B．妨碍正常呼吸
C．痰不易咳出　　D．反常呼吸
E．骨折端摩擦

95．患者，男，40岁。前额及眶部撞伤后，眼睑青肿，结膜下出血，鼻腔不断流出血性液体。其骨折部位是
A．鼻骨　　B．枕骨　　C．颅后窝
D．颅前窝　　E．颅中窝

96．患者，女，25岁。双足烫伤，按中国九分法计算其烧伤面积为
A．5%　　B．6%　　C．7%
D．9%　　E．18%

97．患者，女，33岁。近2个月来出现多饮、多尿、多食、体重减轻，疑为甲状腺功能亢进，为明确诊断，首选哪项检查
A．TT$_3$、TT$_4$、FT$_3$、FT$_4$、TSH
B．甲状腺B超
C．颈部CT
D．ECG
E．血常规

98．患者严重心功能不全时，最典型的呼吸困难是
A．夜间阵发性呼吸困难
B．吸气性呼吸困难
C．劳力性呼吸困难
D．急性肺水肿
E．端坐呼吸

二、Ⅱ型题（A$_3$/A$_4$型题）：下列每个病例下设若干考题，请根据各考题题干所提供的信息，从每道题A、B、C、D、E五个备选答案中选择一个最佳答案，并在答题卡上将相应题号对应答案所属的方框涂黑。

（99、100题共用题干）

患者，女，63岁。因患胃癌住院。患者治疗多日病情不见好转，情绪低落，化疗不良反应严重。护士悉心照顾，鼓励，患者深受感动。患者经治疗后即将出院，对护士的服务非常满意。

99．从护患关系发展判断，现患者与护士的关系属于
A．初始期　　B．工作期　　C．分离期
D．结束期　　E．康复期

100．患者出院时，责任护士最主要的工作是
A．向患者交代出院后的注意事项
B．评价护理措施
C．征求患者意见，寻找护理工作中的问题
D．保持与患者的信任关系
E．评估患者，制定随访计划

（101～103题共用题干）

患者，女，75岁。肝癌晚期，肝区疼痛剧烈伴腹水，呼吸困难，患者痛苦悲哀，时常哭泣，有自杀念头。

101．患者此时的心理反应属于
A．否认期　　B．协议期　　C．愤怒期
D．接受期　　E．忧郁期

102．对患者的护理错误的一项是
A．加强安全保护
B．协助患者保持身体的清洁
C．允许家属陪伴
D．允许患者发泄情感
E．尽可能满足患者的各种需要

103．患者开始出现意识模糊、昏迷，下列哪项护理措施是错误的
A．仰卧位，头偏向一侧
B．眼睑不能闭合者盖凡士林纱布
C．保证患者营养供给
D．提供排泄护理
E．定期漱口，保持口腔清洁

（104、105题共用题干）

卵巢癌患者，由于肿瘤组织有可能侵犯肠道，术中要剥离癌组织或切除病变部位的部分肠道。

104．手术需清洁灌肠，应该开始的时间是手术前
A．3日　　B．2日　　C．1日
D．8小时　　E．12小时

105．术后腹部压沙袋
A．4小时　　B．6小时　　C．8小时
D．10小时　　E．12小时

（106～108题共用题干）

患者，男，58岁。高血压史10余年，间歇发作胸闷、胸痛2年，医师确诊为高血压、冠心病。此次上厕所后，突然出现胸闷，气短，咳粉红色泡沫痰。查体：端坐体位，心率110次/分，双肺可闻及水泡音，双下肢无水肿。

106．该患者目前最可能的诊断是
A．急性左心衰竭　　B．急性支气管炎
C．全心衰竭　　D．急性心肌梗死
E．劳累性心绞痛

107．此次发病的诱因可能是
A．电解质紊乱　　B．心动过速
C．急性呼吸道感染　　D．心肌耗氧增加
E．情绪激动

108．对该患者的护理，下列不宜的是
A．取平卧位，头向一侧　　B．给予鼻导管吸氧
C．心电监护　　D．记录24小时尿量
E．注意保暖，避免受凉

（109～111题共用题干）

患者，男，46岁。慢性肺源性心脏病病史7年，近2周来因受凉出现咳嗽、咳黏脓痰且不易咳出，

伴呼吸困难。查体：体温 38℃，口唇发绀，双下肺可闻及湿啰音。动脉血气分析 pH 7.20，PaO₂ 58mmHg，PaCO₂ 85mmHg。

109. 该患者目前最主要的护理诊断或合作性问题是
A. 体温过高　　　　B. 焦虑
C. 清理呼吸道无效　D. 睡眠型态紊乱
E. 潜在并发症：电解质紊乱

110. 该患者氧疗时给氧浓度和氧流量应为
A. 29%，2L/min　　B. 35%，5L/min
C. 37%，4L/min　　D. 45%，5L/min
E. 45%，6L/min

※111. 若该患者并发右侧心力衰竭，为降低肺动脉高压、减轻右心负荷，应选择下列哪项治疗
A. 毛花苷 C　　　B. 多巴胺
C. 吗啡　　　　　D. 改善通气
E. 氢氯噻嗪

（112～114题共用题干）

患者，男，43岁。左季肋部摔伤7小时，血压70/50mmHg，脉搏120次/分，左侧腹部压痛明显，腹肌紧张不明显，疑为外伤性脾破裂。

112. 为明确诊断，最有意义的检查是
A. 尿常规　　　　　B. 超声检查
C. 一般体格检查　　D. 腹腔穿刺
E. 血生化检查

113. 确诊前给予患者的护理措施，不恰当的是
A. 继续观察血压、脉搏
B. 给予吗啡镇痛
C. 开放静脉通道
D. 禁食
E. 稳定患者情绪

114. 明确诊断后，应立即采取的措施是
A. 快速输血输液
B. 送往手术室
C. 严密观察病情变化
D. 快速输血输液，紧急手术
E. 应用升压药物

（115～117题共用题干）

健康男孩，8岁，前来儿保门诊体检。

※115. 按生长发育公式，该儿童的体重应为
A. 18kg　　B. 20kg　　C. 22kg
D. 24kg　　E. 28kg

※116. 该儿童的身高应为
A. 96cm　　B. 100cm　　C. 131cm
D. 140cm　　E. 146cm

117. 此年龄段为学龄儿童，应注意保护视力，与书本的距离是
A. 33cm 左右　　B. 50cm　　C. 60cm
D. 66cm　　E. 83cm

（118～120题共用题干）

患者，男，28岁，建筑工人，从高处坠落致四肢不能活动1小时急送入院。X线示：颈椎骨折并脱位，拟行牵引治疗。

118. 患者最宜选择哪种牵引
A. 颌枕带牵引　　B. 颅骨牵引
C. 皮肤牵引　　　D. 骨牵引
E. 兜带牵引

119. 牵引重量应是
A. 8kg　　B. 6kg　　C. 5kg
D. 7kg　　E. 根据病情及骨折脱位的部位而定

120. 牵引过程中护士应特别注意的是
A. 抬高床头、床尾
B. 放平床头
C. 抬高床尾
D. 密切观察四肢运动与感觉状态并与牵引前对比
E. 不随意增加牵引重量

实 践 能 力

一、Ⅰ型题（A₁/A₂型题）：请从各题 A、B、C、D、E 五个备选答案中选择一个最佳答案，并在答题卡上将相应题号对应答案所属的方框涂黑。

1. 下列哪项是护士对出院患者文件错误的处理
A. 填写患者出院登记本　B. 出院病案接顺序排列
C. 注销诊断卡、治疗卡　D. 注销床头卡、饮食卡
E. 用蓝笔在体温单相应栏内填写出院时间

2. 患者，男，28岁，诊断为"乙型肝炎"入院，患者需抽血做肝功能检查。抽血后护士消毒双手方法正确的是
A. 刷洗范围应为在污染范围内
B. 流动水冲洗时，腕部应高于肘部
C. 刷手的毛刷可重复使用
D. 双手共刷洗2分钟
E. 洗手时，身体靠近洗手池

3. 下列灌肠的注意事项，哪项描述是错误的
A. 伤寒患者灌肠液量不得超过500ml
B. 急腹症、消化道出血、妊娠、严重心血管疾病等禁忌灌肠
C. 肝性脑病患者可用肥皂水灌肠
D. 降温灌肠应保留30分钟后排便
E. 对顽固性失眠患者可予保留灌肠进行镇静、催眠

4. 患者，男，45岁。脑出血，左侧肢体偏瘫。对患者的肢体进行被动功能锻炼。其目的不包括
A. 防止静脉血栓形成　　B. 防止关节僵硬
C. 防止肌肉萎缩　　　　D. 预防坠积性肺炎
E. 促进局部血液循环

5. 患者，女，73岁。慢性支气管炎急性发作，身体消瘦、乏力，痰多、不易排出。为帮助患者排痰，在使用电动吸引器吸痰时，不妥的操作是
A. 每次抽吸痰液后均用生理盐水冲洗管道
B. 负压可调节至40kPa
C. 每次吸痰时间不超过15秒
D. 插管时不可有负压
E. 直接用手持吸痰管进行吸痰

6. 患者，女，65岁。因急性有机磷农药中毒到急诊科进行抢救，目前病情稳定，需要复印病历。按规定不能复印的资料是
A. 体温单   B. 护理记录单
C. 医嘱单   D. 医学影像资料
E. 会诊记录

7. 幽门梗阻的患者洗胃通常于
A. 饭前1小时   B. 饭后2小时
C. 饭前2小时   D. 饭后3小时
E. 饭后4~6小时

8. 因违反《护士条例》被吊销护士执业证书，自执业证书被吊销之日起几年内不得申请执业注册
A. 2年   B. 3年   C. 4年
D. 5年   E. 6年

9. 献血者献血量每次不超过
A. 200ml   B. 250ml   C. 300ml
D. 350ml   E. 400ml

10. 某患者因哮喘急性发作而急诊入院，护士在入院时的初步护理中下列哪项做法不妥
A. 护士主动自我介绍，消除陌生感
B. 立即给患者氧气吸入
C. 安慰患者减轻焦虑
D. 详细介绍病区环境及医院规章制度
E. 通知医生及时给予诊治

11. 患者，女，17岁。家人诉其近2年来逐渐变得少语少动，不与人交往，孤僻离群，对亲友冷淡，不讲究个人卫生，有时发呆。此患者最可能的诊断是
A. 青春型精神分裂症   B. 单纯型精神分裂症
C. 偏执型精神分裂症   D. 紧张型精神分裂症
E. 癔症

12. 患者，女，58岁。昏迷，护士在进行鼻饲喂食时，流质饮食的量和温度合适的是
A. 100ml，37℃   B. 200ml，38~40℃
C. 100ml，45℃   D. 300ml，42~45℃
E. 200ml，42~45℃

13. 护士为昏迷患者进行口腔护理的用物准备时，哪项错误
A. 弯盘   B. 弯血管钳
C. 棉球   D. 开口器
E. 漱口液

14. 某护士书写交班报告时，最后书写的患者是
A. 25床，王某，上午行胸腔穿刺术
B. 18床，李某，上午9时入院
C. 9床，陈某，上午10时手术
D. 35床，邓某，病情危重
E. 22床，查某，上午9时出院

15. 关于急性阑尾炎不正确的术后护理是
A. 轻症患者术后24小时即可起床活动
B. 术后3~5日应注意切口感染
C. 术后5~7日注意观察腹腔脓肿等并发症的发生
D. 轻症患者术后6小时可开始进流质饮食
E. 阑尾周围脓肿患者出院时，嘱其2个月后再做阑尾切除术

16. 慢性肾炎患者卧床休息的意义是
A. 增加肾血流量   B. 增加尿量
C. 防止肾性骨病的发生   D. 预防感染
E. 减轻肾脏负担，减少蛋白尿及水肿

17. 系统性红斑狼疮（SLE）高发于
A. 婴幼儿   B. 青少年
C. 青年女性   D. 绝经女性
E. 老年人

18. 患者，女，32岁。因再生障碍性贫血接受丙酸睾酮注射治疗1月余。护士每次在为患者进行肌内注射前应首先检查
A. 注射部位是否存在硬块
B. 面部有无痤疮
C. 有无毛发增多
D. 有无皮肤黏膜出血
E. 血压

19. 患者，女，32岁。患慢性肾小球肾炎6年，近日因感冒发热，出现恶心、腹部不适，查GFR 45ml/min，Scr 360μmol/L，尿蛋白（+），诊断为慢性肾衰竭。该患者的饮食应该是
A. 低蛋白饮食   B. 优质低蛋白饮食
C. 高蛋白饮食   D. 丰富的含钾食物
E. 高磷饮食

20. 患者，女，46岁。因尿毒症入院。下列哪一项可能与肾内分泌功能障碍有关
A. 贫血   B. 代谢性酸中毒
C. 水肿   D. 无尿
E. 胃肠道症状

21. 直肠肛管手术后坐浴不正确的一项是
A. 感觉头晕不适，应立即停止坐浴
B. 坐浴时间一般为15~20分钟
C. 水温43~46℃

D. 可使用 0.02%高锰酸钾溶液
E. 坐浴盆使用前必须消毒
22. 小儿腹股沟斜疝可
A. 手法复位　　B. 紧急手术
C. 对症治疗　　D. 暂不手术
E. 支持治疗
23. 肠梗阻患者保守治疗期间，下列哪种情况提示梗阻解除
A. 肛门排气排便　B. 腹胀减轻
C. 腹痛　　　　　D. 压痛减轻，无腹肌紧张
E. 肠鸣音由亢进转为减弱
24. 患者，男，40岁。阵发性脐周痛，恶心伴呕吐，明显口渴、尿少。轻度腹胀，可见肠型，右侧腹部轻压痛，肠鸣音亢进。诊断为粘连性肠梗阻。针对患者的护理措施不正确的是
A. 禁食　　　　　B. 补液
C. 应用抗生素　　D. 胃肠减压
E. 高压灌注
25. 患者，女，33岁。因转移性右下腹疼痛3小时入院，查体：右下腹麦氏点压痛明显，无肌紧张、反跳痛；诊断为急性阑尾炎。该患者行手术治疗后，为预防术后肠粘连的最关键措施为
A. 给予半坐卧位　B. 观察腹部情况
C. 进行深呼吸运动　D. 早期下床活动
E. 合理增加营养
26. 患者，男，59岁。发现左侧腹股沟可复性肿块2年，诊断为腹股沟斜疝，行手术治疗。术后护理措施中，不正确的是
A. 仰卧位，膝下垫枕
B. 术后6～12小时可进流质
C. 用"丁"字带托起阴囊
D. 及时处理尿潴留
E. 鼓励患者早期下床活动
27. 患者，男，54岁。发现左侧腹股沟可复性肿块2年，诊断为腹股沟斜疝，行手术治疗。术后对患者正确的要求是
A. 24小时后可床边活动
B. 2日后可户外散步
C. 半个月后可恢复轻体力工作
D. 不从事体力劳动
E. 3个月内不宜从事重体力劳动
28. 患儿，女，6个月，8kg。面部有湿疹，出生后不久开始腹泻，大便4～6次/日，进乳良好，精神正常，大便常规未见异常。考虑此患儿是
A. 迁延性腹泻　　B. 真菌性肠炎
C. 慢性腹泻　　　D. 生理性腹泻
E. 病毒性肠炎

29. 患者，女，48岁。行宫颈癌根治手术后第12日。护士在拔尿管前开始夹闭尿管，定期开放，以训练膀胱功能。开放尿管的时间为
A. 每1小时1次　B. 每2小时1次
C. 每3小时1次　D. 每4小时1次
E. 每5小时1次
30. 患者，女，27岁，已婚。平素月经周期规律现停经45日，阴道少量出血伴右下腹部隐痛1日来诊。B超提示右侧宫旁见低声区并探及胚芽，诊断为"右侧输卵管妊娠"，采用甲氨蝶呤治疗。患者在治疗期间提示病情发展的指征是
A. 腹泻　　　　B. 腹痛加剧
C. 食欲减退　　D. 脱发
E. 药物性皮炎
31. 患者，女，32岁。因白带增多伴下腹坠痛3个月就诊，诊断为宫颈柱状上皮异位，2日前行宫颈锥形切除术。护士指导患者出院后禁止性生活及盆浴的时间应是
A. 1个月　　B. 4个月　　C. 3个月
D. 2个月　　E. 5个月
32. 某孕妇，26岁，孕34周。G1P0，妊娠合并心脏病。一般体力活动明显受限制，休息时无不适，轻微日常工作即有心悸等症状，评估该孕妇的心功能为
A. Ⅰ级　　B. Ⅱ级　　C. Ⅲ级
D. Ⅴ级　　E. Ⅳ级
33. 患者，女，30岁。诊断为绒毛膜癌，近日出现剧烈头痛、喷射性呕吐、偏瘫。此患者最大的可能性是
A. 肺转移　　　B. 脑转移
C. 肾转移　　　D. 肝转移
E. 阴道转移
34. 患者，女，23岁，急产，胎儿娩出后产妇突然发生呼吸困难，紧张，迅速出现循环衰竭、休克及昏迷，对此患者的紧急处理的措施是
A. 立即剖宫产　　　　B. 输血、输液
C. 静脉滴注大量抗生素　D. 静脉滴注呋塞米和甘露醇
E. 改善呼吸循环功能
35. 患者，男，44岁。因大量饮酒后出现中上腹部剧痛，查体：上腹部压痛明显伴反跳痛，疑为急性胰腺炎。护理措施不妥的是
A. 禁食1～3日　B. 取平卧位
C. 心理支持　　　D. 解痉镇痛
E. 必要时胃肠减压
36. 患者，女，31岁。因昨晚餐3小时后出现腹部剧烈疼痛伴呕吐入院，查体：体温39℃，血压100/80mmHg，全腹疼痛，测白细胞及淀粉酶增

高,血钙降低。该患者必须积极采取抢救措施中,下列哪项不妥
- A. 准备抢救用物
- B. 建立静脉通路
- C. 禁食、胃肠减压
- D. 应用解痉镇痛药物无效后选用抑肽酶
- E. 腹腔内渗液严重,需做好耻骨上切开引流的手术准备

37. 患者,女,55岁。因胆源性胰腺炎入院。护士对患者进行健康指导时,告知患者预防胰腺炎复发最有意义的一项是
- A. 注意饮食清洁
- B. 定期服用抗菌药物
- C. 控制血糖
- D. 治疗胆道疾病
- E. 保持大便通畅

38. 患者,男,32岁。胃溃疡病史10年。饮酒后出现呕血,共呕血3次,总量约600ml。查体:血压90/60mmHg,腹软,剑突下饱满,有压痛。对该患者护理中不包括
- A. 暂禁食
- B. 冰盐水洗胃
- C. 观察粪便颜色及量
- D. 迅速建立静脉通路
- E. 立即应用双气囊三腔管

39. 某肺炎球菌性肺炎患者,应用常规青霉素治疗半月余。病程延长且退热后发冷发热,白细胞增高。应首先考虑的是
- A. 青霉素剂量不足
- B. 支持疗法不力
- C. 机体抵抗力差
- D. 发生了并发症
- E. 细菌产生耐药性

40. 患者,女,31岁。左侧急性乳房炎发病3日,左乳肿痛。下列护理不妥的是
- A. 患侧停止哺乳
- B. 用吸乳器吸净乳汁
- C. 局部热敷
- D. 高热者给予物理降温
- E. 切开引流并保持引流通畅

41. 下列哪项不属于绝经综合征的症状
- A. 骨质疏松
- B. 喜怒无常
- C. 尿频、尿失禁
- D. 潮热、潮红和出汗
- E. 阴道分泌物增多

42. 患者,女,42岁。为确诊子宫内膜不规则脱落。诊刮时间预约在
- A. 月经周期的第1日
- B. 经前3日
- C. 经后10日
- D. 月经周期的第5日
- E. 月经周期的任意时间

43. 患者,女,30岁。疑诊为黄体功能不足。子宫内膜活检报告支持诊断的是
- A. 增生期内膜
- B. 子宫内膜分泌不良改变
- C. 内膜呈囊性增生
- D. 大量分泌内膜
- E. 增生期、分泌期内膜共存

44. 患者,女,28岁。妊娠合并贫血,现妊娠35周,对其进行护理。不妥的是
- A. 注意休息
- B. 定期产前检查
- C. 口服铁剂纠正贫血
- D. 临产前遵医嘱补充维生素 K_1
- E. 胎儿娩出后禁用缩宫剂,以免加重心脏负担

45. 某孕妇,28岁,孕40周临产,护士为其进行胎心听诊选择在
- A. 宫缩刚开始时
- B. 宫缩极期
- C. 宫缩快结束时
- D. 宫缩间歇期
- E. 宫缩任何时间

46. 患者,男,34岁。头痛1年,近2个月加重,伴喷射性呕吐,烦躁后出现意识障碍,右侧瞳孔缩小,后又散大,对光反射迟钝,左侧肢体运动障碍,呼吸加快。CT 示左顶叶肿瘤。首先采取的急救措施应是
- A. 立即开颅切除肿瘤
- B. 20%甘露醇静脉滴注
- C. 脑脊液体外引流
- D. 去骨瓣减压
- E. 气管插管,保持呼吸道通畅

47. 胰腺癌最常见的首发症状是
- A. 上腹痛及上腹饱胀不适
- B. 消化不良
- C. 食欲缺乏
- D. 黄疸
- E. 乏力、消瘦

48. 患者,男,40岁,十二指肠溃疡合并幽门梗阻。医嘱中出现下列哪种药物时,护士应质疑
- A. 氢氧化铝凝胶
- B. 泮托拉唑
- C. 口服补液盐
- D. 枸橼酸铋钾
- E. 克拉霉素

49. 患者,男,27岁。双下肢及胸腹部烧伤8小时,血压70/50mmHg,中心静脉压3.0cmH_2O,尿量20ml/h。该患者目前存在
- A. 血容量严重不足
- B. 心功能不全
- C. 肾功能不全
- D. 毛细血管过度收缩
- E. 肺水肿

50. 某孕妇,35岁,G2P1,宫内妊娠38周,于今日下午2时顺产下一男婴,体重4000g,胎盘娩出后阴道出血230ml。查体无宫颈裂伤,产后血压110/70mmHg,脉搏80次/分,给宫缩剂、静脉输液等处理。30分钟后按压宫底,阴道断续出血量达580ml,暗红色伴血块,宫底平脐,子宫质软。产妇血压80/60mmHg,脉搏112次/分,产妇面色苍白,诉口渴、头晕等。此时首要的护理措施是
- A. 做好心理护理
- B. 检查软产道
- C. 按摩子宫、使用宫缩剂
- D. 准备填塞宫腔
- E. 手术切除子宫

51. 患者,女,30岁。身材矮小、匀称,骨盆测量:

髂前上棘间径 21cm，髂嵴间径 23cm，骶耻外径 16cm，出口横径 7cm，对角径 10.5cm。此孕妇骨盆为

A．畸形骨盆　　　　　B．扁平骨盆
C．漏斗骨盆　　　　　D．均小骨盆
E．横径狭窄型骨盆

52．患者，女，30 岁。妊娠 28 周，B 超发现为臀位，护士应教给她纠正胎位的方法。下述哪种说法不正确

A．纠正胎位的时间是 32～36 周
B．每日做 2 次，每次 15 分钟
C．可采用膝胸卧位
D．可激光或艾灸至阴穴
E．做膝胸卧位前先应排空膀胱、松解裤带

53．患者，女，55 岁。因绝经后 5 年出现阴道不规则流血入院，经检查诊断为子宫内膜腺癌。患者咨询本病最常用的治疗方案，护士正确的回答是

A．化疗　　　　　　　B．中医治疗
C．手术治疗　　　　　D．放疗
E．放化疗结合

54．初孕妇，26 岁。妊娠 25 周。休息时心率超过 120 次/分，呼吸 22 次/分，夜间常因胸闷、憋气而起床。听诊有舒张期杂音，确诊为早期心力衰竭。为预防妊娠期间发生心力衰竭，护士向患者介绍注意事项，但应除外

A．多食水果、蔬菜，防止便秘
B．临产后入院
C．每日睡眠 10 小时以上，宜取左侧卧位与半卧位
D．避免情绪激动
E．预防感染，避免去人多的地方

55．初产妇，26 岁，足月妊娠，因胎儿窘迫行会阴侧切术分娩一女婴，体重 3400g。产后一般护理中不必要的是

A．每天梳头、刷牙
B．产后 24 小时内密切观察生命体征
C．避免长时间蹲或站立
D．进食易消化的半流质饮食，少食多餐
E．产后绝对卧床 24 小时

56．颅内压增高的重要客观体征是

A．头痛　　B．咳嗽　　C．失明
D．呕吐　　E．视盘水肿

※57．老年人患病的特点是

A．临床症状很典型　　B．病情轻
C．恢复快　　　　　　D．易发生意识障碍
E．病程短

58．听诊时为清楚地听到急性心包炎患者的心包摩擦音。患者应采取的体位是

A．端坐位　　　　　　B．坐位且身体后仰
C．坐位且身体前倾　　D．头高足低
E．左侧卧位

59．患者，男，72 岁。因急性前壁心肌梗死收入院。入院后已行面罩吸氧，建立静脉通道，心电监护示频发、多源性室性期前收缩。护士在床边准备抢救用品，最重要的是

A．血氧饱和度仪　　　B．气管切开包
C．吸痰器　　　　　　D．除颤仪
E．呼吸气囊

60．患者，男，75 岁。因"发热、反复咳嗽并伴有脓性痰液 2 周"入院，诊断为急性支气管炎。易加重病情的药物是

A．可待因　　　　　　B．溴己新
C．复方甘草合剂　　　D．复方氯化铵
E．抗生素

61．破伤风患者最早出现的临床表现是

A．面部苦笑　　　　　B．大汗淋漓
C．阵发性抽搐　　　　D．角弓反张
E．牙关紧闭

62．患者，男，40 岁。上呼吸道感染后出现双下肢瘫痪，2 日内病情加重，出现四肢完全性瘫痪，伴有手套、袜套样感觉减退，脑脊液检查出现蛋白-细胞分离现象，入院拟诊为急性炎症性脱髓鞘性多发性神经炎。护士在给该患者进行护理时错误的是

A．静脉滴注大剂量丙种球蛋白
B．保持呼吸道通畅
C．严格无菌操作，防止交叉感染
D．进行瘫痪肢体的锻炼，保持瘫痪肢体的功能位
E．对不能吞咽的患者注意进行吞咽功能的锻炼，不要鼻饲

63．患者，女，48 岁。类风湿关节炎 5 年。双侧腕、指关节肿胀畸形。为保持关节的功能，正确的做法是

A．腕关节背伸、指关节背伸
B．腕关节背曲、指关节掌曲
C．腕关节掌曲、指关节侧曲
D．腕关节掌曲、掌指关节背屈
E．腕关节侧曲、指关节掌曲

64．某儿童，生长发育正常，体重 8.2kg，身长 72cm，能坐稳，且能发"爸爸""妈妈"音，刚能爬行。估计月龄是

A．12 个月以上　　　　B．10～12 个月
C．3～4 个月　　　　　D．8～9 个月
E．5～6 个月

65．6 个月的正常儿童，为补充铁剂，需添加的是哪

种食品

A. 蛋黄　　B. 米粉　　C. 蔬菜
D. 牛奶　　E. 面条

66. 5个月女孩，一直母乳喂养，为保证小儿营养的摄取。对家长进行添加辅食的健康指导正确的是

A. 由多种到一种　　B. 由少到多
C. 由粗到细　　D. 由稠到稀
E. 由多到少

67. 患者，男，60岁。在3次不同的约定时间门诊，其血压在（142～150）/（92～96）mmHg。护士应预约他下次来门诊在

A. 2个月后　　B. 1个月后
C. 1周后　　D. 6个月后
E. 1年后

68. 患者，男，32岁。因活动后胸闷、气促8年，加重伴双下肢水肿5日入院。风湿性心脏病患者并发哪种心律失常时，易引起栓塞

A. 窦性心动过缓　　B. 心室纤颤
C. 心房颤动　　D. 期前收缩
E. 三度房室传导阻滞

69. 某消化性溃疡患者即将出院，责任护士指导其回家后应注意的问题不包括

A. 生活规律，劳逸结合
B. 避免进食刺激性食物
C. 保护胃黏膜药宜在餐前服用
D. 抗酸药宜在饭后和睡前服用
E. 上腹部疼痛时有要及时服用阿司匹林止痛

70. 患者，女，53岁。因胸部剧烈疼痛3小时就诊，怀疑为急性心肌梗死。急性心肌梗死典型的心电图为

A. P波高尖
B. ST段上抬弓背向下
C. 病理性Q波，ST段上抬弓背向上
D. 病理性Q波，T波倒置
E. P波倒置

71. 对急性心急梗死患者给予吸氧的主要目的是

A. 促进坏死组织吸收　　B. 预防心源性休克
C. 减少心律失常　　D. 预防心力衰竭
E. 改善心肌缺氧，减轻疼痛

72. 某急性白血病患者，因"乏力、食欲缺乏、消瘦1月余，伴发热1周"收入院。行化疗后出现恶心，但无呕吐。血常规检查：白细胞 2×10^9/L，血小板 150×10^9/L。该患者的护理问题不包括

A. 潜在的感染
B. 营养失调：低于机体需要量
C. 活动无耐力
D. 体温过高

E. 潜在的颅内出血

73. 患儿，1岁半。确诊为动脉导管未闭，近2日发热伴咳嗽，昨日突起烦躁不安，呼吸急促，咳嗽加剧。查体：体温39.3℃，脉搏175次/分，呼吸62次/分，三凹征明显，肝于右肋下3.0cm，考虑合并心力衰竭，饮食指导正确的为

A. 低盐饮食　　B. 低蛋白饮食
C. 高脂饮食　　D. 低脂饮食
E. 高蛋白饮食

74. 患者，男，40岁。有心脏病病史，结肠术后第3日，突然出现意识丧失，颈动脉搏动摸不到，诊断为心脏停搏，立即行心肺复苏术，5分钟后恢复心跳和呼吸。该患者心肺复苏后，脑复苏的主要措施是

A. 确保呼吸道通畅　　B. 治疗原发病
C. 维持有效循环　　D. 加强基础护理
E. 降温和脱水

75. 患儿，2岁。因受凉而发热，体温38.7℃，伴咳嗽，呈犬吠样，声嘶，烦躁不安，安静时有吸气性喉鸣和"三凹"征，双肺可闻及喉传导音或管状呼吸音，心率加快。诊断为急性感染性喉炎，其喉梗阻程度为

A. Ⅴ度　　B. Ⅳ度　　C. Ⅲ度
D. Ⅱ度　　E. Ⅰ度

76. 精神分裂症最主要的症状为

A. 思维障碍　　B. 注意障碍
C. 定向障碍　　D. 意识障碍
E. 行为障碍

※77. 患者，男，29岁。患支气管哮喘16年。突然出现胸痛、气急、极度呼吸困难、大汗、烦躁不安，右侧肺部哮鸣音消失。患者可能并发了

A. 肺炎　　B. 胸膜炎
C. 肺气肿　　D. 自发性气胸
E. 支气管哮喘急性发作

78. 患者，男，70岁。慢性肺源性心脏病病史12年，1周前出现双下肢水肿。查体如图所示。该患者可能发生了

A. 心包积液　　B. 左侧心力衰竭
C. 肝肾综合征　　D. 肝硬化腹水
E. 右侧心力衰竭

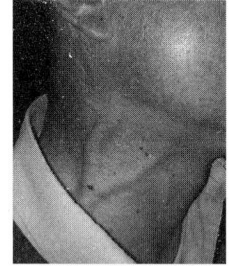

※79. 患者，男，60岁。因慢性咳嗽、咳痰15年，气促10年，再发加重3日入院。今晨起出现呼吸困难、烦躁不安、神志恍惚。动脉血气分析结果为 PaO_2 50mmHg，$PaCO_2$ 60mmHg。对该患者的护理措施，下列哪项错误
A．使用呼吸兴奋剂时应保持呼吸道通畅
B．遵医嘱使用有效抗生素
C．准备好气管插管或气管切开等用物
D．低流量、低浓度持续吸氧
E．患者睡眠昼夜颠倒时可给予巴比妥类药物进行调整

80. 患者，女，28岁，在一次与人发生口角后，出现无法说话，与之交谈只能用手势表示。该患者可能患有
A．焦虑症　　B．癔症　　C．恐惧症
D．惊恐发作　E．急性应激性障碍

81. 患儿，3岁。诊断为麻疹，体温39~41℃，咽部分泌物多，不能采用的护理措施是
A．乙醇擦浴降温，以防惊厥
B．多饮水
C．清洁鼻咽分泌物
D．保持室内空气流通
E．隔离患儿至出疹后5日

※82. 患儿，女，7岁。因皮疹、发热3日入院，诊断为水痘，现处于出疹期，自述皮疹瘙痒难忍。关于患儿护理措施正确的是
A．皮疹处不可涂抹炉甘石洗剂
B．遵医嘱口服抗组胺药物
C．皮疹完全消退前不可洗澡，以防感染
D．可隔衣物挠抓皮疹患处
E．瘙痒处可涂抹地塞米松

83. 患儿，2岁，诊断为"肺炎"，现出现高热，给予降温处理时，正确的操作是
A．松解衣服，自行降温
B．采取物理方法逐渐降温，防止脱水
C．小儿患者应及时用阿司匹林降温，防止惊厥
D．快速降温，使体温降至正常
E．为防止病情加重，患者出汗后减少擦拭

84. 患儿，男，10岁，以"流行性脑脊髓膜炎"入院治疗。查体：体温39.6℃，脉搏108次/分，呼吸22次/分，血压110/70mmHg，神志清楚，双侧瞳孔等大等圆，对光反射灵敏，手臂、胸、腹及下肢等处散在瘀点；颈强直(+)，克氏征(+)，该患儿目前所处的临床类型为
A．脑型　　B．轻型　　C．休克型
D．普通型　E．暴发型

85. 患儿，男，2岁。诊断为法洛四联症。对该患儿的护理措施正确的是
A．为避免加重心脏负担，应少饮水
B．缺氧发作时将小儿置于平卧位
C．无须限制食盐摄入
D．超过2日无大便，禁止患儿下地独自排便
E．钙剂可与洋地黄类药物同时使用

86. 患儿，女，8岁。诊断"喉头异物"入院。查体：面色青紫，呼吸费力，伴明显的"三凹"征。其呼吸类型属于
A．潮式呼吸　　B．吸气性呼吸困难
C．混合性呼吸困难　D．呼气性呼吸困难
E．深度呼吸

87. 患儿，女，出生后4日。皮肤、巩膜明显黄染，嗜睡，肌张力降低，吸吮反射减弱，拥抱反射消失。血清总胆红素426μmol/L。最可能的诊断是
A．新生儿低血糖　　B．新生儿胆红素脑病
C．新生儿败血症　　D．新生儿缺氧缺血性脑病
E．新生儿颅内出血

88. 患者，女，23岁。足底刺伤后发生破伤风，频繁抽搐。控制抽搐的主要护理措施是
A．避免声、光刺激
B．住单人隔离病室
C．按时用镇静剂，集中护理
D．静脉滴注破伤风抗毒素
E．限制亲属探视

89. 患者，女，35岁，诊断类风湿关节炎入院，经使用药物治疗后患者关节疼痛减轻，但出现体重增加，满月脸，向心性肥胖。提示存在何种药物的不良反应
A．泼尼松　　B．环磷酰胺　　C．硫唑嘌呤
D．吲哚美辛　E．阿司匹林

90. 患者，女，63岁。跌倒致左股骨颈骨折，现给予持续皮牵引处理。该患者最易发生的并发症是
A．骨化性肌炎　　B．休克
C．左坐骨神经损伤　D．髋关节创伤性关节炎
E．左股骨头缺血性坏死

91. 患者，男，65岁。因"呼吸衰竭"入院，住院期间应用呼吸兴奋剂。患者出现了何种情况时提示药物过量
A．昏迷　　B．面色苍白　　C．呼吸深快
D．四肢湿冷　E．高热不退

92. 患者，女，28岁。甲状腺功能亢进症，妊娠3个月后甲状腺功能亢进症加重。治疗首选
A．甲硫氧咪唑　　B．丙硫氧咪唑
C．甲巯咪唑　　　D．卡比马唑
E．普萘洛尔

93. 足月顺产新生儿，出生后第2周，出生体重为

3.4kg，一直母乳喂养。护士进行新生儿访视并对家长进行预防小儿佝偻病知识宣教。护士指导哪项不正确

A. 及时添加辅食，4个月左右开始加蛋黄、鱼泥
B. 坚持母乳喂养
C. 及时补充维生素D
D. 早期补充钙剂
E. 坚持日光浴

94. 患儿，女，8岁。诊断为急性特发性血小板减少性紫癜。本病的特征是
A. 急性者易死亡　　B. 自限性
C. 反复发作　　　　D. 转为慢性
E. 急慢交替

95. 患者，女，25岁。反复皮肤瘀点，并有鼻腔出血、月经过多，近来出现贫血、脾大。错误的护理措施是
A. 不进行肌内注射和静脉穿刺
B. 保持大便通畅，防止便秘，不要用力排便
C. 不能进行手术
D. 予高蛋白、高维生素、细软、易消化饮食
E. 保持鼻、口腔清洁湿润，禁止挖鼻、剔牙

二、Ⅱ型题（A₃/A₄型题）：下列每个病例下设若干考题，请根据各考题题干所提供的信息，从每道题A、B、C、D、E五个备选答案中选择一个最佳答案，并在答题卡上将相应题号对应答案所属的方框涂黑。

（96、97题共用题干）

患儿，男，出生16日。因肺炎入院，给予抗生素治疗。

96. 治疗后出现鹅口疮，是由于
A. 患儿与护士之间的感染
B. 外源性感染
C. 通过医疗器械的感染
D. 饮食不当引起的感染
E. 自身病原体引起的感染

97. 在预防医院感染管理中错误的措施是
A. 监督、检查医院感染管理措施
B. 建立院内感染三级监控体系
C. 建立日常预防院内感染教育制度
D. 预防性使用广谱抗生素
E. 健全各项预防院内感染规章制度

（98、99题共用题干）

患者，男，51岁。因右膝关节持续性疼痛9日入院，已诊断为右股骨骨肉瘤，拟行截肢手术。

98. 为预防术后吻合口瘘，下列护理措施不妥的是
A. 术前3日改流质饮食
B. 术前3日口服肠道不吸收的抗生素

C. 术前晚清洁灌肠
D. 术前晚温水坐浴
E. 术前晚口服甘露醇

99. 护士指导患者使用人工肛袋，错误的是
A. 选择大小合适的造口袋
B. 造口袋可晾干后备用
C. 造口袋更换后用中心洗涤剂或清水洗净
D. 造口周围皮肤干燥后方可安置造口袋
E. 造口袋内充满2/3排泄物时须进行更换

（100~103题共用题干）

患者，男，64岁。上腹隐痛，日益加深的巩膜、皮肤发黄和瘙痒近1个月，纳差、便稀、乏力。体重减轻9kg，查体：消瘦，巩膜、皮肤明显黄染，肝肋缘下5cm，边缘钝，无结节，无触痛，胆囊及脾均未触及，无移动性浊音。初步诊断为胰头或壶腹周围癌。

100. 该患者的典型症状是
A. 消瘦乏力　　　B. 肝脾大
C. 进行性黄疸　　D. 腹痛、腹部不适
E. 消化不良、厌食、恶心、腹泻

101. 首选的诊断方法是
A. X线　　　B. B超　　　C. CT
D. 核素扫描　　E. 选择性血管造影

102. 治疗方法应选择
A. 抗感染、输液治疗
B. 全胃肠外营养治疗
C. 中药利胆加激素治疗
D. 门诊行肝活检加肝内胆管引流
E. 收入院行手术治疗

103. 关于术后的描述不正确的是
A. 禁食期间静脉补充营养
B. 监测血糖水平
C. 注意观察休克征象
D. 胆瘘多发生在术后1~2日内
E. 每3~6个月复查一次

（104~106题共用题干）

患者，女，20岁。因近1个月脾气急躁，怕热，多汗，多食，消瘦，失眠，去医院就诊。查体：甲状腺Ⅰ度肿大，两手颤抖，眼球有轻度突出，心率100次/分。实验室检查：T₃ 6.5nmol/L，T₄ 263nmol/L，均高于正常水平。

104. 该患者最可能的诊断是
A. 生理性甲状腺肿　　B. 甲状腺功能亢进性心脏
C. 甲状腺功能亢进症　D. 地方性甲状腺
E. 甲状腺癌

105. 该患者的最佳治疗方法是
A. 手术治疗　　　　　B. 放射性¹³¹I治疗
C. 普萘洛尔治疗　　　D. 甲巯咪唑治疗
E. 心得安治疗

106．应用此药治疗期间，应观察的不良反应是
A．红细胞减少 B．粒细胞减少 C．骨质疏松
D．声音嘶哑   E．甲状腺功能低下

（107、108题共用题干）

患者，女，24岁。因患风湿性心脏病住院。护士巡视病房时发现患者面色苍白，呼之不应，立即呼救，触摸颈动脉无搏动。

107．护士首要采取的措施是
A．心脏按压   B．电动吸痰   C．鼻导管给氧
D．准备抢救车 E．建立静脉通路

108．患者随即出现呼吸停止。此时最适宜的辅助呼吸方式是
A．鼻导管给氧   B．口对口人工呼吸
C．配合医生气管插管   D．配合医生气管切开
E．简单呼吸器辅助呼吸

（109、110题共用题干）

患者，女，48岁。宫颈癌Ⅱ期，拟行手术治疗。术前行子宫动脉栓塞化疗术，注入顺铂。

109．顺铂的药理作用为
A．干扰转录过程和阻止RNA合成
B．干扰核酸生物合成
C．抑制蛋白质合成与功能
D．破坏DNA结构
E．抑制拓扑异构酶活性

110．术后穿刺点加压包扎的时间是
A．12小时   B．24小时   C．6小时
D．3小时   E．8小时

（111~113题共用题干）

患者，男，45岁。因车祸致颈部疼痛、活动受限且伴有四肢不能活动，诊断为颈椎爆破型骨折伴四肢瘫痪。评估：四肢感觉及排两便功能均丧失。

111．该患者截瘫指数为
A．1   B．2   C．4   D．6   E．0

112．该患者保持呼吸道通畅的措施有
A．定期翻身拍背   B．雾化吸入
C．必要时吸痰   D．备气管切开包于床旁
E．以上都是

113．若该患者目前入院卧床1月余，为避免发生呼吸道并发症，应指导患者及家属
A．保持病房空气新鲜
B．保持病房适宜的温度与湿度
C．保持口腔卫生   D．定时翻身、拍背
E．以上都是

（114、115题共用题干）

患者，男，65岁。支气管扩张。今日劳作后出现恶心、胸闷，反复咯血，24小时出血量约800ml。

114．该患者的咯血程度属于
A．小量咯血   B．微小量咯血   C．痰中带血丝
D．中等量咯血 E．大量咯血

115．目前患者饮食应
A．禁食   B．流质饮食   C．半流质饮食
D．低盐饮食   E．普通饮食

（116、117题共用题干）

患儿，男，3岁。平时活动耐力低下，诊断为先天性心脏病，其心脏的血流动力学如图所示。

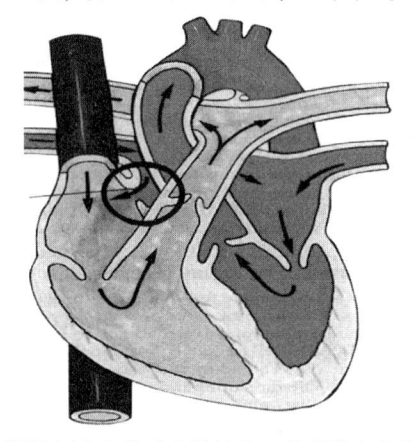

116．根据上述血流动力学特点，考虑该患儿为
A．房间隔缺损   B．室间隔缺损
C．法洛四联症   D．动脉导管未闭
E．主动脉瓣关闭不全

117．该患儿出现心脏杂音的特点是
A．舒张期吹风样
B．收缩期泼水样
C．收缩期吹风样，呈固定分裂
D．舒张期隆隆样
E．连续性机器样

（118~120题共用题干）

患儿，10个月。诊断为支气管肺炎，突然出现烦躁不安、哭闹、面色苍白，呼吸65次/分，心音低钝，脉搏180次/分，肝肋下3.0cm，体温37.3℃。

118．该患儿可能合并了
A．中毒性肝炎 B．急性心力衰竭   C．呼吸衰竭
D．中毒性脑病 E．中毒性肠麻痹

119．该患儿此时输液速度应控制在每小时
A．15ml/kg   B．12ml/kg   C．10ml/kg
D．8ml/kg   E．5ml/kg

120．此时最有效的治疗是
A．应用利尿药   B．应用快速洋地黄制剂
C．吸氧   D．应用镇静药
E．应用血管扩张药

模拟试题六

专业实务

一、I 型题（A₁/A₂ 型题）：请从各题 A、B、C、D、E 五个备选答案中选择一个最佳答案，并在答题卡上将相应题号对应答案所属的方框涂黑。

1. 患者，男，75 岁。因咳嗽、气促 2 日入院，入院后用鼻塞法持续给氧，鼻塞应更换时间为
   A. 每 6 小时　　　　B. 每 8 小时
   C. 每 10 小时　　　D. 每班
   E. 每日
2. 不属于代谢性酸中毒病因的是
   A. 腹泻、肠梗阻　　B. 高热和休克
   C. 严重损伤和感染　D. 幽门梗阻性呕吐
   E. 肾功能不全
3. 护士为亚急性细菌性心内膜炎患者采集血培养标本时，最适宜的采集时间应在
   A. 任何时间均可
   B. 发热前，抗生素应用后
   C. 发热时，抗生素应用后 2 小时
   D. 发热后，抗生素应用 6 小时后
   E. 无论有无发热，抗生素应用前
4. 护理危重症患者时，应首先观察
   A. 生命体征及瞳孔变化　B. 意识状态的改变
   C. 有无脱水、酸中毒　　D. 肢体活动情况
   E. 排尿排便情况
5. 血培养标本的采血量一般为
   A. 1ml　　B. 2ml　　C. 3ml
   D. 4ml　　E. 5ml
6. 中医的五行分类中，五体是指
   A. 筋、脉、肌肉、皮毛、髓
   B. 泪、汗、涎、涕、唾
   C. 筋、脉、肌肉、皮毛、骨
   D. 爪、面、唇、毛、发
   E. 爪、面、口、毛、发
7. 睡前适合服用下列哪种类型的方剂
   A. 攻下　　　　　B. 峻下逐水
   C. 安神　　　　　D. 缓下
   E. 消食
8. 选择上臂三角肌做肌内注射时，其注射区域是
   A. 三角肌上缘 2~3 横指处
   B. 三角肌下缘 2~3 横指处
   C. 肱二头肌下缘 2~3 横指处
   D. 上臂内侧肩峰下 2~3 横指处
   E. 上臂外侧肩峰下 2~3 横指处
9. 属于长期医嘱的是
   A. 一级护理　　　B. 超声心电图检查
   C. 血型鉴定　　　D. 血常规
   E. 青霉素皮试
10. 患者，女，28 岁。贫血 1 年，血红蛋白 80g/L，红细胞 3×10^{12}/L，网织红细胞 0.007，白细胞、血小板正常。经口服铁剂治疗 9 日后，血红蛋白不升，网织红细胞为 0.0143。最可能的诊断是
    A. 巨幼红细胞贫血　B. 再生障碍性贫血
    C. 肾性贫血　　　　D. 缺铁性贫血
    E. 脾功能亢进
11. 上消化道出血特征性的表现为
    A. 失血性周围循环衰竭　B. 呕血与黑便
    C. 失血性贫血　　　　　D. 肠性氮质血症
    E. 网织红细胞持续升高
12. 患者因高热入院，诊断为传染性非典型肺炎。此情况报告卫生防疫机构的时间应不超过
    A. 2 小时　　B. 12 小时　　C. 24 小时
    D. 48 小时　　E. 72 小时
13. 患者，男，67 岁。因心力衰竭卧床已 4 周，出现溃疡期压疮。护理要点错误的是
    A. 疮面按外科换药法处理　B. 局部按摩
    C. 局部氧疗　　　　　　　D. 鹅颈烤灯照射
    E. 选用敏感抗生素
14. 对手术室医护人员的手、物品进行定期细菌培养的周期是
    A. 每天　　B. 每周　　C. 每月
    D. 每季度　　E. 每半年
15. 患者，女，86 岁。脑出血，意识模糊，左侧肢体偏瘫。正确测量体温、血压的方法是
    A. 测直肠温度，测左上肢血压
    B. 测腋下体温，测右上肢血压
    C. 测腋下体温，测左上肢血压
    D. 测口腔温度，测右上肢血压

E. 测口腔温度，测左上肢血压

※16. 患者，女，55岁。7月15日突起高热，伴头痛、恶心、呕吐来急诊，经各种检查确诊为"乙脑"，该患者腰椎穿刺后3小时回病房。护理措施不正确的是

A. 昆虫隔离　　　　　　B. 去枕仰卧位
C. 病房有纱门、纱窗　　D. 头高足低位
E. 有防蚊措施

17. 患者，男，55岁。因外伤到医院行清创缝合手术，术后用过的器械消毒方法正确的是
A. 先清洗后消毒　　　　B. 先浸泡后消毒
C. 先浸泡后清洗　　　　D. 先清洗后浸泡再消毒
E. 先浸泡后清洗再消毒

18. 为患者量血压时袖带过窄可使测量值
A. 偏低　　　　　　　　B. 偏高
C. 无影响　　　　　　　D. 收缩压偏低
E. 舒张压偏低

19. 患者，男，65岁，支气管扩张20年。近年来手指末端增生，肥厚，呈杵状。该患者出现这种变化的主要原因是
A. 慢性缺氧　　　　　　B. 营养不良
C. 反复感染　　　　　　D. 睡眠不足
E. 运动过量

20. 医疗机构发现甲类传染病患者、病原携带者应当予以隔离治疗。拒绝隔离治疗或者隔离期限未满擅自脱离隔离治疗的，可由哪个机构协助医疗机构采取强制性隔离治疗措施
A. 卫生行政部门　　　　B. 公安机关
C. 卫生监督机构　　　　D. 卫生防疫机构
E. 卫生监测机构

21. 患儿，男，2岁8个月。因发热进行头皮静脉输液。小儿头皮静脉的特点错误的是
A. 不易压瘪　　　　　　B. 弹性差
C. 无波动　　　　　　　D. 浅蓝色
E. 管壁薄

※22. 患者，女，57岁。因支气管扩张住院治疗，在输液过程中患者感到胸部异常不适，伴胸骨后疼痛，随即出现呼吸困难、严重发绀伴濒死感。患者发生此情况最常见的原因是
A. 药物制剂不纯
B. 输液管内空气未排尽
C. 护士操作未严格执行无菌原则
D. 输液速度不当
E. 短时间内输入的液体过多

23. 护士为患者输血时，由于无菌操作不当引起发热反应，其处理方法错误的一项是
A. 双侧腰部封闭并用热水袋热敷

B. 定时测体温、脉搏、呼吸和血压
C. 保留输血器、血袋，送检
D. 寒战者保暖
E. 高热者行物理降温

24. 患者，女，25岁。未婚，因子宫出血过多住院。患者告知其主治医生子宫出血与她的月经有关，去年就发生几次。一位实习护士与患者关系很好，患者告诉该护士是因为服用流产药物而造成的出血不止，并要求这位护士为她保密。此时实习护士应如何做
A. 遵守保密原则，不将患者实情告诉医生
B. 因为患者病情并不严重，所以应该保密
C. 应该将患者病情的真实情况告知医生
D. 为了患者的治疗，应该说服患者将真实情况告诉医生，但一定要为患者保密
E. 治疗是医生的事，与护士无关，所以应尊重患者的决定

25. 患者，女，43岁。患乳腺癌，进行放疗。护士询问患者"你对放疗有什么想法？"这一问题属于
A. 主观问题　　　　　　B. 半开放式问题
C. 开放式问题　　　　　D. 封闭式问题
E. 非指导性问题

26. 患者，女，20岁。由其父陪同入诊室，患者突然神色紧张地说："爸，我闻到了有毒气味。"停顿了一下又说："唔，这房间有毒气。"于是，很快逃出诊室。该患者的症状是
A. 感觉过敏　　　　　　B. 幻嗅
C. 错觉　　　　　　　　D. 妄想
E. 幻味

27. 患者，男，36岁。近来表现情绪低落，自我感觉不良，对一切悲观失望，对生活毫无兴趣。患者的该症状是
A. 情绪麻痹　　　　　　B. 主动违拗
C. 木僵　　　　　　　　D. 蜡样屈曲
E. 情感低落

28. 患者，女，20岁。近1个月来常堵住双耳、破口大骂，说有人不停地谩骂她。这种症状最可能是
A. 幻听　　　　　　　　B. 言语性幻听
C. 错觉　　　　　　　　D. 夸大妄想
E. 关系妄想

29. 患者，男，45岁。车祸致大出血，护士在记录出入量时，不需要记入每日摄入量的是
A. 输血量　　　　　　　B. 饮水量
C. 呕吐量　　　　　　　D. 输液量
E. 鼻饲液量

30. 护士的标准防护不包括
A. 洗手　　　　B. 预防接种
C. 戴手套　　　D. 口罩
E. 面罩

31. 患者，女，60岁。胃大部切除术后行空肠造瘘。该患者饮食应采取
A. 要素饮食　　B. 少渣饮食
C. 流质饮食　　D. 低蛋白饮食
E. 低脂肪饮食

32. 患者，女，58岁。患风湿性心脏瓣膜病，对疾病缺乏正确的认识，恐惧，经常一个人哭泣。护士见此应该
A. 藐视患者如此害怕死亡
B. 请家属劝患者停止哭泣以免影响其他患者
C. 想到去世的奶奶，一起哭
D. 责令患者停止哭泣
E. 帮助患者树立战胜疾病的信心

33. 《中华人民共和国献血法》规定，负责采集、提供临床用血的机构是
A. 地方各级人民政府
B. 地方各级卫生行政部门
C. 血站
D. 医院
E. 行业协会

34. 患者，男，42岁。因胆绞痛入院。患者疼痛剧烈，医嘱哌替啶5mg, iv, st。护士认为医嘱存在错误，找医生沟通，但是医生拒绝修改。护士的做法不妥的是
A. 报告给护士长　　B. 按医嘱执行
C. 报告给上级医生　D. 暂缓执行医嘱
E. 报告给科主任

35. 患者，男，73岁。因前列腺增生造成排尿困难，已12小时未排尿。医嘱留置导尿, st。此医嘱属于
A. 临时备用医嘱　　B. 临时医嘱
C. 长期备用医嘱　　D. 长期医嘱
E. 口头医嘱

36. 乳房癌的TNM分期中T_2代表的是
A. 肿块大小
B. 肿块最大直径≤2cm
C. 肿块最大直径为2~5cm
D. 肿块最大直径>5cm
E. 原位癌

37. 贫血最常见的护理诊断是
A. 组织完整性受损　B. 活动无耐力
C. 组织灌注量改变　D. 心排血量减少
E. 有体液不足的危险

38. 患者，男，37岁，工人。半年来时有腹泻，2个月来腹部有隐痛，伴大便次数增多，近3日便血，直肠指检未扪及肿块，但指套上有血迹，X线钡剂灌肠示降结肠壁僵硬，可见充盈缺损。应诊断为
A. 乙状结肠癌　　B. 直肠癌
C. 降结肠癌　　　D. 溃疡性结肠炎
E. 结肠结核

39. 能诱发胰腺癌的主要危险因素是
A. 胆道疾病　　B. 吸烟
C. 暴饮暴食　　D. 高脂肪饮食
E. 高蛋白饮食

40. 关于宫颈癌的叙述正确的是
A. 多为鳞癌和腺癌，以腺癌为主
B. 病变多发生在子宫颈管内
C. 转移途径以直接蔓延和淋巴转移为主，血行转移少见
D. 宫颈原位癌不属于宫颈上皮内癌样变
E. 可表现为菜花型、浸润型、溃疡型三种类型

41. 某孕妇，24岁，G1P0，孕24周来院行B超检查示羊水过多。该羊水过多常见于
A. 过期妊娠　　B. 多胎妊娠
C. 胎膜早破　　D. 孕妇脱水
E. 胎儿先天性肾缺如

42. 患者，女，29岁。因"阴道分泌物增多3个月"就诊。妇科检查：外阴正常，阴道内可见许多淡黄色分泌物，宫颈糜烂，糜烂面积占宫颈面积的2/3以上。护士评估该患者宫颈糜烂的程度是
A. 轻度　　　B. 中度
C. 中重度　　D. 重度
E. 特重度

43. 肾挫伤如果采取非手术治疗须告诉患者绝对卧床休息
A. 1~2周　　B. 4~5周
C. 2~4周　　D. 4~5月
E. 2~3月

44. 胎儿在宫内急性缺氧初期，主要表现为胎动
A. 减弱　　B. 消失　　C. 增强
D. 频繁　　E. 次数减少

45. 患者，女，20岁。15岁初潮，月经周期不规则，2~3个月来潮一次，每次经期达10余日，量多，无痛经。本例恰当的诊断应是
A. 月经过多
B. 黄体功能不足
C. 子宫内膜不规则脱落
D. 无排卵性功血
E. 闭经

46. 慢性粒细胞白血病化疗首选
A. 靛玉红　　　　　B. 激素
C. 羟基脲　　　　　D. MTX
E. CTX

47. 不属于肺炎球菌肺炎的病理分期的是
A. 消散期　　　　　B. 溃疡期
C. 充血期　　　　　D. 红色肝变期
E. 灰色肝变期

48. 患者，女，30岁。面部红斑伴腕、膝关节酸痛2个月，有间歇性发热、纳差。实验室检查：尿蛋白（+），红细胞沉降率67mm/h，抗Sm抗体（+）。该患者应首先考虑患
A. 风湿性关节炎　　B. 类风湿关节炎
C. 系统性红斑狼疮　D. 痛风
E. 病毒性肝炎

49. 患者，男，67岁。一年来夜尿增多，有排尿不尽感，尿流变细，排尿时间延长，排尿困难逐渐加重，近3日来排尿时下腹部疼痛。应考虑
A. 肾结核　　　　　B. 前列腺增生
C. 肾盂肾炎　　　　D. 膀胱癌
E. 膀胱及尿道结石

50. 患者，男，40岁。右手无名指患脓性指头炎，拟在神经阻滞麻醉下行切开引流术，为预防局麻药毒性反应，哪项护理措施是不正确的
A. 局麻药须限量使用
B. 局麻药浓度不能过高
C. 麻醉药中加少量肾上腺素
D. 常规麻醉用药
E. 防止局麻药注入血管

51. 关节脱位的专有体征是
A. 压痛　　　　　　B. 肿胀
C. 疼痛　　　　　　D. 关节功能障碍
E. 弹性固定

52. 关于低钾血症的临床表现不正确的
A. 腹胀　　　　　　B. 全身乏力
C. 心率减慢　　　　D. 血压下降
E. 肠鸣音减弱

53. 下列关于特殊类型阑尾炎叙述不正确的是
A. 妊娠期急性阑尾炎穿孔后炎症不易局限
B. 老年人病理类型与临床表现不一致
C. 妊娠期急性阑尾炎压痛点可上移
D. 小儿阑尾炎宜采用非手术治疗
E. 小儿阑尾炎易发生坏疽穿孔

54. 患者，男，48岁。左侧腹股沟发现可复性肿块4年。5小时前患者发现肿块突然增大、剧烈疼痛。查体：右侧腹股沟区有5cm×4cm椭圆形肿块，触痛明显，腹部无压痛、反跳痛，无腹肌紧张。首选的有效治疗是
A. 禁食、补液　　　B. 应用抗生素
C. 应用镇痛或镇静药　D. 手法复位
E. 急诊手术

55. 患者，男，46岁。剧咳后右大腿卵圆窝部肿物突然增大、变硬，疼痛难忍。1日后用手法还纳后，出现剧烈的持续性下腹痛，并有明显的腹肌紧张、压痛与反跳痛。最可能的诊断为
A. 难复性疝　　　　B. 嵌顿性疝
C. 急性腹膜炎　　　D. 易复性疝
E. 绞窄性疝

56. 患者，男，24岁。因急性阑尾炎入院，入院后拒绝手术，予以抗感染治疗后，出现寒战、高热、右上腹痛。体格检查：急性病容，巩膜黄染，右上腹压痛，肝大，肝区叩击痛明显。实验室检查：白细胞$20×10^9$/L，中性粒细胞0.90。B超检查示肝占位性病变。该患者可能的诊断是
A. 原发性肝癌　　　B. 继发性肝癌
C. 阿米巴性肝脓肿　D. 肝囊肿
E. 细菌性肝脓肿

57. 等渗性脱水患者首先应输入的液体是
A. 5%葡萄糖溶液　　B. 10%葡萄糖溶液
C. 5%葡萄糖氯化钠溶液　D. 中分子右旋糖酐
E. 5%氯化钠溶液

58. 孕妇，30岁，妊娠33周，近10日来自感头痛、头晕。突然头痛加重，眼花、恶心、呕吐，急送医院。查体示血压170/105 mmHg。尿蛋白（++），水肿（++++）。入院后1小时，该孕妇出现腹痛伴大量阴道出血。最有可能的情况是
A. 前置胎盘　　　　B. 自然临产
C. DIC　　　　　　　D. 胎盘早剥
E. 先兆子宫破裂

59. 患者，女，32岁。妊娠35周，宫缩规律，间隔5~6分钟，持续约40秒，查宫颈管消退80%，宫口扩张3cm。诊断为
A. 假临产　　　　　B. 早产临产
C. 先兆临产　　　　D. 足月临产
E. 生理性宫缩

60. 某女士正在服用口服避孕药进行避孕，服药期间出现哪种情况应该停药
A. 体重增加　　　　B. 头晕乏力
C. 色素沉着　　　　D. 闭经
E. 经量减轻

61. 患者，女，30岁，体重50kg。反复呕吐1周，测得血钠125mmol/L，血钾3mmol/L。初步考虑为
A. 低钾血症，高渗性脱水
B. 高钾血症，重度缺钠

C. 低钾血症，轻度缺钠
D. 低钾血症，中度缺钠
E. 高钾血症，高渗性脱水

62. 患者，女，56岁，原发性高血压，身高176cm，体重86kg，该患者属于
   A. 体重低下　　　　B. 体重正常
   C. 体重超重　　　　D. 重度肥胖
   E. 中度肥胖

63. 患者，男，35岁。乙肝病史30年。乏力、食欲缺乏伴腹胀7日入院。查体：神清，肝病面容，颈、胸部有蜘蛛痣，肝区有压痛。下列哪项辅助检查可以确诊为肝硬化
   A. CT检查　　　　B. B超检查
   C. 胃镜检查　　　　D. 胆汁分析
   E. 腹腔镜加肝活检

64. 患者，男，35岁。急性髓系白血病，应用高三尖杉酯碱化疗。静脉滴注该药物时的最佳滴数是低于
   A. 20滴/分　　　　B. 40滴/分
   C. 50滴/分　　　　D. 60滴/分
   E. 80滴/分

65. 患者，男，24岁。有胆石症5年，中午饮酒后出现中上腹部疼痛，向腰部放射，伴频繁呕吐，呕吐物中含胆汁。入院后诊断为急性胰腺炎。下列哪项提示该患者为出血坏死性急性胰腺炎
   A. 低血磷　　　　B. 低血钙
   C. 尿淀粉酶明显升高　　D. 血淀粉酶明显升高
   E. 白细胞增高

66. 诊断癫痫的主要依据是
   A. 体格检查　　　　B. 心电图
   C. 脑CT、MRI　　　D. 脑脊液检查
   E. 病史和脑电图

67. 低颅内压引起头痛的机制是
   A. 脑部充血　　　　B. 脑部缺血
   C. 脑膜炎　　　　D. 牵张颅内静脉窦
   E. 脑细胞缺氧

68. 影响小儿生长发育的两个基本因素是
   A. 遗传和疾病　　　B. 性别和年龄
   C. 疾病和药物　　　D. 遗传和环境
   E. 营养和孕母情况

69. 高钾血症引起心律失常时，静脉注射应首选的药物是
   A. 10%硫酸镁溶液
   B. 5%碳酸氢钠溶液
   C. 5%氯化钙溶液+等量5%葡萄糖溶液
   D. 呋塞米
   E. 5%葡萄糖溶液+胰岛素

70. 患者，男，43岁。踢球时突感左臂及心前区剧痛，有濒死感，就地休息30分钟未缓解，伴有烦躁不安、恶心、出冷汗，急送至急诊科。心电监护示多导联ST段弓背状抬高，T波倒置，可见异常深宽Q波。最可能发生了
   A. 稳定性心绞痛　　　B. 气胸
   C. 急性心肌梗死　　　D. 心脏神经官能症
   E. 急性主动脉夹层动脉瘤

71. 成人胸外心脏按压次数为
   A. 30～50次/分　　　B. 50～70次/分
   C. 70～90次/分　　　D. 至少100次/分
   E. 100次/分左右

72. 患者，男，18岁。医生问："你叫什么名字？"患者说："我想上学，我在看新娘，心中有鬼，我是赵老师（患者姓赵）……"该症状属于
   A. 思维破裂　　　　B. 跳跃思维
   C. 思维贫乏　　　　D. 思维散漫
   E. 重复言语

73. 慢性支气管炎急性发作期最主要的治疗措施是
   A. 祛痰　　　　　B. 氧疗
   C. 补液　　　　　D. 平喘
   E. 控制感染

74. 慢性呼吸衰竭氧疗指征是
   A. $PaO_2<40mmHg$　　B. $PaO_2<45mmHg$
   C. $PaO_2<60mmHg$　　D. $PaO_2<70mmHg$
   E. $PaO_2<80mmHg$

75. 新生儿病理性黄疸的原因不包括
   A. 母乳性黄疸　　　B. 细菌感染
   C. 新生儿脱水热　　D. 病毒感染
   E. 血型不合

76. 引起破伤风的细菌是
   A. 金黄色葡萄球菌　　B. 拟杆菌
   C. 厌氧芽孢杆菌　　　D. 溶血性链球菌
   E. 大肠埃希菌

77. 诊断腹腔内实质脏器损伤的主要依据是
   A. 腹腔穿刺抽出混浊液体
   B. 板状腹
   C. 腹肌紧张
   D. 腹腔穿刺抽出不凝血
   E. 膈下游离气体

78. 下列哪项中毒可致瞳孔散大
   A. 阿托品　　　　B. 有机磷农药
   C. 毒蛇咬伤　　　D. 巴比妥
   E. 吗啡

79. 引起垂体前叶功能减退的最常见的原因是
   A. 感染　　　　　B. 脑肿瘤
   C. 产后大出血　　D. 颅内动脉血栓

E．脑动脉粥样硬化
80．训练婴儿开始用杯喝奶，喝水的时间是
A．自添加辅食起　　B．5~6个月
C．7~8个月　　　　D．9~10个月
E．11~12个月
81．车祸现场有下列伤员，应先抢救的是
A．肠穿孔　　　　　B．张力性气胸
C．小腿挫裂伤　　　D．脑挫伤
E．上肢开放性骨折
82．患者，女，18岁。突然倒地，牙关紧闭，口吐白沫，双上肢屈曲，双拳紧握，双下肢伸直，持续约30秒，患者仍神志不清，间隔20分钟后，症状再次出现，持续约10秒，伴小便失禁，3小时后，患者能唤醒，但有烦躁。该患者最恰当的诊断是
A．失神发作　　　　B．小发作
C．癫痫持续发作　　D．强直性发作
E．阵挛性发作
83．患者，男，38岁。突然发生进行性意识障碍。瞳孔最初有短暂缩小，以后逐渐散大，对光反射消失，伴上睑下垂及眼球外斜。肌张力增加，病理征阳性。考虑患者出现了
A．枕骨大孔疝　　　B．急性脑水肿
C．小脑幕切迹疝　　D．库欣反应
E．颅内压增高
84．患者，男，近来总是害怕自己和家人一出门就会撞车受伤，而成天躲在家中，也不让家人外出。诊断为焦虑症。护士对该患者的心理护理，不适宜的是
A．指导患者进行放松训练
B．关注患者过多躯体不适的主诉
C．鼓励患者倾诉内心感受
D．建立良好的治疗性护患关系
E．帮助患者认识症状
85．患者，女，61岁。患脑动脉粥样硬化12年。医嘱给予阿司匹林口服。该药物治疗的原理是
A．扩张小动脉　　　B．扩张小静脉
C．降低血液黏滞度　D．解热镇痛
E．降低毛细血管通透性
86．患者，女，68岁。患慢性充血性心力衰竭35年，在抗心力衰竭治疗期间出现恶心、头痛、头晕、黄视，检查心率36次/分，二联律。应考虑
A．硝普钠中毒　　　B．急性心肌梗死
C．氨茶碱中毒　　　D．洋地黄中毒
E．多巴酚丁胺中毒
87．患者，女，70岁。糖尿病病史20余年。诉视物不清，胸闷憋气，双腿及足底刺痛，夜间难以入睡多年，近来足趾渐变黑。护士在接诊后立即对其进行评估，发现该患者的并发症不包括
A．视网膜病变　　　B．冠心病
C．足部感染　　　　D．肢端坏疽
E．神经病变
88．急性心肌梗死后冠脉再通（再灌注）的最佳时间为起病后
A．1小时内　　　　B．3小时内
C．6小时内　　　　D．12小时内
E．24小时内
89．患者，女，65岁。高血压史7年，经改良生活方式7年，近期血压升高，医师给予药物降压治疗。使用降压药时应注意
A．从小剂量开始　　B．最好睡前服用
C．每周测量血压2次　D．血压正常后即可停药
E．短期内将血压降至正常
90．患者，女，60岁。退休教师，患右下肢静脉曲张20年，行大隐静脉高位结扎，加小腿静脉分段结扎。术后3小时，起立行走时，小腿处伤口突然出血不止。紧急处理应
A．用止血带止血　　B．指压止血
C．钳夹结扎　　　　D．就地包扎
E．抬高患肢，加压包扎
※91．患者，男，26岁。因突然寒战、发热、咳嗽、咳少量铁锈色痰入院。该患者铁锈色痰的来源是
A．红细胞堆集而成　B．血小板堆集而成
C．痰内大量细菌形成　D．白细胞破坏后形成
E．红细胞破坏后释放出含铁血黄素
92．某社区护士拟向社区居民宣传乙脑的预防知识，在强调接种乙脑疫苗的同时，还应动员社区居民做好
A．家禽管理　　　　B．家畜管理
C．空气消毒　　　　D．灭蚊工作
E．灭鼠工作
93．患者，男，20岁。从小患有支气管哮喘。昨日去植物园后再次发作，用一般支气管扩张药治疗无效，疑为重症哮喘。其最有效的治疗方法是
A．雾化吸入　　　　B．应用糖皮质激素
C．翻身拍背　　　　D．口服祛痰药
E．补充液体
94．造成右心功能不全呼吸困难的原因是
A．上呼吸道感染　　B．支气管狭窄及阻塞
C．毛细血管阻力增加　D．过度劳累
E．体循环静脉淤血
95．孕妇，30岁，既往体健，近1年来发现HBsAg阳性，但无任何症状，肝功能正常。经过十月怀胎，足月顺利分娩一4.5kg女婴，分娩后，医生

对此新生儿进行预防注射。切断的传播途径是
- A. 注射途径
- B. 母婴传播
- C. 血液、体液传播
- D. 消化道传播
- E. 日常生活密切接触

96. 患儿,男,4岁。因突然高热、抽搐、意识不清入院,经相关检查后诊断为中毒型痢疾。治疗首选
- A. 四环素
- B. 磺胺药
- C. 阿米卡星
- D. 庆大霉素
- E. 氨苄西林

97. 早产儿,胎龄35周,出生无青紫,体重1600g,合理的喂养措施是
- A. 出生后半小时喂奶
- B. 出生后4小时喂奶
- C. 出生后半小时喂10%葡萄糖水2ml/kg
- D. 出生后4~6小时喂10%葡萄糖水2ml/kg
- E. 出生后2~4小时喂10%葡萄糖水2ml/kg

98. 患者,女,34岁。1小时前发生车祸,上腹部被方向盘压伤,剑突下疼痛来诊,呕吐血性液体100ml,查体可能出现的体征是
- A. 肝区叩痛
- B. 皮下气肿
- C. 腹肌紧张
- D. 局限性下腹部疼痛
- E. 腹壁点、片状淤血

99. 患者,女,25岁。燃木炭取暖时出现呕吐、昏迷。经医生诊为急性一氧化碳中毒,其发病机制是
- A. 细胞中毒
- B. 大脑受抑制
- C. 血红蛋白不能携氧
- D. 呼吸道通气受阻
- E. 呼吸中枢受抑制

100. 患者,女,34岁。不慎从二楼窗口摔下,头先着地,体检发现患者意识模糊,眼眶周围青紫淤血,体温正常。可初步诊断为
- A. 头皮裂伤
- B. 颅前窝骨折
- C. 颅中窝骨折
- D. 颅后窝骨折
- E. 颅盖骨折

101. 患者,男,35岁。患糖尿病1年。治疗时胰岛素剂量过大可引起
- A. 低血糖反应
- B. 过敏
- C. 2型糖尿病
- D. 酮症酸中毒
- E. 非酮症性高渗透性昏迷

102. 佝偻病性手足搐搦症与佝偻病发病机制的不同点在于
- A. 维生素D缺乏
- B. 甲状旁腺功能不足
- C. 钙吸收代谢障碍
- D. 磷吸收代谢障碍
- E. 神经系统兴奋性增高

103. 患儿,男,8岁。血常规检查示血红蛋白为88g/L。该患儿的贫血程度是
- A. 无贫血
- B. 轻度贫血
- C. 中度贫血
- D. 重度贫血
- E. 极重度贫血

104. 患儿,10个月。被诊断为营养不良,凌晨护士发现患儿面色苍白、四肢厥冷、神志不清、脉搏减慢、呼吸暂停。应先想到
- A. 低血糖
- B. 呼吸衰竭
- C. 低钙血症
- D. 心力衰竭
- E. 感染性休克

二、Ⅱ型题(A₃/A₄型题):下列每个病例下设若干考题,请根据各考题题干所提供的信息,从每道题A、B、C、D、E五个备选答案中选择一个最佳答案,并在答题卡上将相应题号对应答案所属的方框涂黑。

(105、106题共用题干)

患者,男,45岁,在工作中不慎被钢筋刺破胸壁。

105. 此患者损伤的类型为
- A. 闭合性损伤
- B. 扭伤
- C. 挤压伤
- D. 裂伤
- E. 开放性损伤

106. 在运送患者过程中应采取的体位是
- A. 低斜坡健侧卧位
- B. 去枕平卧位
- C. 俯卧位
- D. 低斜坡患侧卧位
- E. 头低仰卧位

(107~109题共用题干)

患儿,3岁。因急性肠炎入院,经治疗已好转,即将出院。其父母觉得患儿虚弱,要求输血。碍于情面,医生同意了。可护士为了快点搅拌,提议给予静脉推注输血。输血过程中,患儿突发心搏骤停死亡。

107. 此案例中护士的行为违背了护理伦理原则,其中不涉及
- A. 自主原则
- B. 行善原则
- C. 知情同意原则
- D. 不伤害原则
- E. 公正原则

108. 对此案例中医护人员的行为伦理评价最准确的是
- A. 无知,违背了有利患者的原则
- B. 无知,无原则,违背了人道主义原则
- C. 曲解了家属自主权,违反操作规程,违背了人道主义原则
- D. 曲解家属自主权,违反操作规程,违背了不伤害患者的原则
- E. 曲解了家属自主权,违背了自主原则

109. 对此医疗后果

A. 医生应承担全部责任
B. 患儿家属承担全部责任
C. 护士与医生应共同承担责任
D. 护士应承担全部责任
E. 医院应承担责任

（110～113题共用题干）

患者，男，57岁。医嘱明日上午9时在硬膜外麻醉下行腹部探查术，今晚、明晨需行大量不保留灌肠。

110. 灌肠溶液的温度为
A. 40～42℃   B. 28～32℃
C. 38～40℃   D. 39～41℃
E. 41～43℃

111. 肛管插入的长度为
A. 5～7cm   B. 7～10cm
C. 10～15cm   D. 15～18cm
E. 18～20cm

112. 灌肠筒内液面距肛门的距离为
A. 10～30cm   B. 20～40cm
C. 30～50cm   D. 40～60cm
E. 60～80cm

113. 灌肠过程中如患者出现脉速、面色苍白、出冷汗等情况。正确的处理方法是
A. 停止灌肠，通知医生
B. 降低液面，嘱患者深呼吸
C. 升高液面，快速灌入液体
D. 移动或挤捏肛管
E. 控制调节器，减慢液体灌入速度

（114～116题共用题干）

患者，女，30岁。因"无明显诱因出现乏力伴胸闷、气急，活动后症状加重3周"就诊。实验室检查：血红蛋白77g/L，白细胞 61.8×10^9/L，血小板 183×10^9/L，异常细胞88%。为进一步诊治收入血液科病房。

114. 为明确诊断，需行骨髓穿刺术。护士对患者介绍穿刺的注意事项时，错误的内容是
A. 目的是帮助明确诊断
B. 穿刺时需采取坐位
C. 穿刺后可能会有酸胀的感觉
D. 穿刺后2～3天内不宜洗澡
E. 可以正常活动，不影响生活规律

115. 对于肺炎球菌肺炎患者的护理措施中，下列不妥的是
A. 气急、发绀可给予鼻导管吸氧
B. 高热者首选使用退热药
C. 腹胀做局部热敷或肛管排气
D. 进行保健指导，以防今后再次发病
E. 胸痛剧烈者取患侧卧位

116. 患者病情缓解拟于近日出院。护士为其进行健康教育，告知注意监测血常规指标。血小板开始低于多少时应限制活动
A. $<300\times10^9$/L   B. $<150\times10^9$/L
C. $<50\times10^9$/L   D. $<20\times10^9$/L
E. $<10\times10^9$/L

（117～120题共用题干）

初产妇，孕37^{+4}周，宫缩每3分钟1次，每次持续30秒，检查：宫口开大2cm，先露平坐骨棘平面，已破膜，羊水Ⅲ度，胎监显示宫缩激惹试验（OCT）阳性。

117. 针对产妇情况，护士应采取的措施是
A. 静脉滴注缩宫素引产
B. 待产
C. 立即进行剖宫产
D. 鼓励产妇屏气用力
E. 严密监测胎心

118. 新生儿出生后，Apgar评分为4分，助产护士首选的措施是
A. 建立出生档案   B. 清理呼吸道
C. 维持正常循环   D. 称体重、量身长
E. 保暖

119. 对新生儿的处理，正确的是
A. 人工呼吸频率15次/分
B. 胸外心脏按压频率80次/分
C. 胸外心脏按压深度2.5～4cm
D. 出生后立即擦干体表羊水及血迹
E. 抢救床的恒定温度为24～26℃

120. 5分钟后再次评估新生儿Apgar评分为9分，下列护理措施错误的是
A. 为新生儿采取侧卧位
B. 继续予以间断性、高浓度氧疗
C. 注意新生儿保暖
D. 注射维生素K_1预防颅内出血
E. 延迟哺乳和沐浴

实 践 能 力

一、Ⅰ型题（A_1/A_2型题）：请从各题A、B、C、D、E 五个备选答案中选择一个最佳答案，并在答题卡上将相应题号对应答案所属的方框涂黑。

1. 如下图所示，静脉注射时护士宜选择的进针角度为

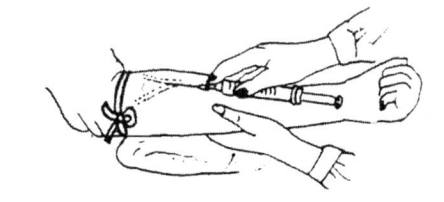

A. 25°　　　B. 35°　　　C. 40°
D. 45°　　　E. 50°
2. 患者,男,80岁。因"前列腺增生、尿潴留"来院就诊,遵医嘱行留置导尿术,正确的操作方法是
A. 导尿管插入尿道长度为5~7cm
B. 插尿管时见尿后再插入2cm
C. 插尿管遇到阻力时应用力快速插入
D. 第一次放尿量不可超过600ml
E. 集尿袋应高于耻骨联合
3. 患者,女,81岁。出现了呼吸、心跳停止,瞳孔散大,各种反射消失,但各种组织细胞仍有微弱短暂的代谢活动。请问该患者处于死亡的哪一期
A. 尸僵期　　　B. 临床死亡期
C. 濒死期　　　D. 生物学死亡期
E. 尸冷期
4. 患者,女,53岁。因肺炎入院。医嘱:采集咽部分泌物做细菌培养。护士在采集咽拭子标本时,以下哪项欠妥
A. 护士戴口罩及手套
B. 嘱患者张口发"啊"音,暴露咽喉部
C. 用无菌长棉签轻擦腭弓两侧、咽、扁桃体上的分泌物
D. 在进食后2小时内采集
E. 采集真菌标本应在口腔溃疡面上采集分泌物
5. 护士针对化疗药物的防护措施不包括
A. 配制前洗手　　B. 穿防渗透隔离衣
C. 戴手套　　　　D. 不需纱布,直接掰断安瓿
E. 抽取药物不超过注射器的3/4
6. 护士未对肺炎患者做青霉素皮试,在进行青霉素注射操作后,患者死亡。该情况构成
A. 一级医疗事故　　B. 二级医疗事故
C. 三级医疗事故　　D. 四级医疗事故
E. 护理差错
7. 护士为保护及合理使用患者的静脉,选择血管时应
A. 先细直后弯曲　　B. 由远心端到近心端
C. 先粗大后细小　　D. 由上到下
E. 先左侧后右侧
8. 患者,男,55岁。胆囊切除手术后第7日,患者一般情况好,基本恢复,医嘱明日出院。护士在和患者交流中不正确的是
A. 与患者每次目光对视时间不超过10秒
B. 身体稍微向患者方向倾斜
C. 表情不要过于丰富、手势不要太多、动作不要过大
D. 应经常打断患者的谈话以控制谈话时间

E. 采取适宜的距离
9. 患者,男,35岁。每年有1~2个月情绪低落,情绪低落严重时有厌世及自杀行为,近来又出现明显的情绪低落,对该患者主要防止
A. 自杀　　　　B. 攻击行为
C. 伤人　　　　D. 毁物
E. 出走
10. CCU的护士和医生合作,针对急性心肌梗死的患者提供从入院到出院根据时间顺序的诊疗护理工作。此工作方式属于
A. 个案护理　　　B. 临床路径
C. 功能制护理　　D. 小组护理
E. 责任制护理
11. 患者,男,44岁。因车祸而致双下肢开放性骨折,大量失血,被群众送来急诊科。在医生未到之前,接诊护士应立即
A. 详细询问车祸发生的原因
B. 向科室主任和护士长报告
C. 给患者注射镇静类药物
D. 给患者使用止血药
E. 测量血压,建立静脉通道
12. 前列腺摘除术后为控制前列腺窝出血最重要的是
A. 采取低温冲洗液行膀胱冲洗
B. 在膀胱冲洗液中加入止血药
C. 静脉输入氨甲苯酸
D. 气囊导尿管应牵引并固定在一侧大腿的内侧
E. 避免便秘和灌肠
13. 在护理粒细胞缺乏症患者时,最重要的护理目的是防止患者
A. 感染　　　　B. 贫血
C. 受伤　　　　D. 发热
E. 脱水
14. 服用以下药物时,为预防不良反应,应常规测量心率的是
A. 卡托普利　　B. 地西泮
C. 地高辛　　　D. 阿司匹林
E. 阿米卡星
15. 系统性红斑狼疮器官损害中哪项发生率最高
A. 皮肤　　　　B. 肝
C. 肾　　　　　D. 心血管
E. 肺和脑膜
16. 腹股沟斜疝疝块嵌顿,行手法复位后,应重点观察的内容是
A. 生命体征　　B. 疝块是否再次脱出
C. 意识状态　　D. 是否有肠梗阻表现
E. 是否有腹膜炎表现
17. 患者,女,40岁。因面部红斑伴关节疼痛1年

入院，实验室检查：血抗 Sm 抗体（+），确诊为系统性红斑狼疮。该疾病面部典型皮损的特点是

A. 盘状红斑　　　　　B. 蝶形红斑
C. 发绀　　　　　　　D. 网状红斑
E. 丘疹状红斑

18. 患者，女，25 岁。因面部水肿、双侧面颊有蝶形红斑伴乏力 2 个月入院。实验室检查：红细胞沉降率 75mm/h，抗 Sm 抗体（+）。需采取的主要护理措施是

A. 饮食可以吃无花果　B. 多参加活动
C. 加强身体锻炼　　　D. 消除水肿
E. 皮肤护理

19. 对肠梗阻患者行非手术治疗时护理措施错误的是

A. 纠正水、电解质紊乱　B. 应用吗啡
C. 保持有效的胃肠减压　D. 密切观察病情
E. 仔细记录出入量

20. 患者，女，43 岁。患内痔，行痔切除术。直肠肛管手术后出现尿潴留的原因不包括

A. 骶管麻醉　　　　　B. 敷料填塞过多
C. 术中输液过多　　　D. 伤口疼痛
E. 不习惯床上排尿

21. 患者，女，38 岁。行肛瘘切除术后，每日须行温水坐浴和换药。合理的安排是

A. 先温水坐浴　　　　B. 清晨先换药
C. 先大便后换药　　　D. 先坐浴后换药
E. 先大便，再坐浴，最后换药

22. 患者，女，34 岁。反复上腹疼痛 7 年，因症状加重伴皮肤、巩膜黄染及畏寒、发热 3 日入院。诊断为"急性梗阻性胆管炎"。若对该患者拟行手术治疗术前护理措施的关键在于

A. 观察病情　　　　　B. 有效镇痛
C. 肠道准备　　　　　D. 抗休克治疗
E. 皮肤准备

23. 患者胆总管切开取石+T 管引流术后第 8 日，24 小时 T 管引流量为 200ml，颜色透明，呈金黄色，无脓、无沉渣，患者黄疸消退，无腹痛、发热，大便颜色正常。此时对 T 管的处理为

A. 拔管
B. 夹管试验
C. T 管造影，检查 T 管通畅度
D. T 管抬高
E. 继续引流

24. 孕妇，26 岁，G1P0，孕 39 周。今突感剧烈腹痛伴有少量阴道流血，查体：血压 170/110mmHg，子宫似足月妊娠大小，硬如木板，有压痛，胎心 80 次/分，胎位不清，其最可能发生了

A. 胎盘早期剥离　　　B. 先兆子宫破裂
C. 早产　　　　　　　D. 临产
E. 前置胎盘

25. 患者，女，28 岁。婚后 4 个月，停经 40 日，尿妊娠试验阳性，近日出现尿频、尿急现象。正确的处理措施是

A. 抗感染　　　　　　B. 多饮水
C. 充足的睡眠　　　　D. 口服利尿剂
E. 是正常现象，不必处理

26. 某孕妇，宫内妊娠 36 周，胎方位 RSA，下图哪个部位是该孕妇胎心听诊最清楚处

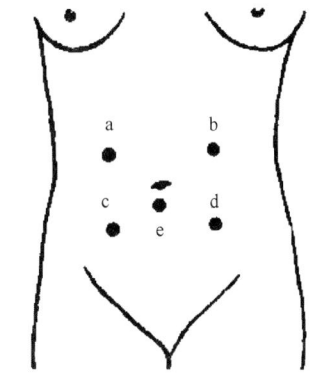

A. a　　　　B. b　　　　C. c
D. d　　　　E. e

27. 妊娠期高血压疾病患者使用硫酸镁治疗中，下列哪种情况应停药

A. 尿量 30ml/h　　　　B. 脉搏 100 次/分
C. 呼吸 15 次/分　　　D. 自觉症状减轻
E. 血压 130/90mmHg

28. 关于输卵管妊娠非手术治疗患者的护理措施，正确叙述是

A. 多活动　　　　　　B. 流质饮食
C. 避免做增加腹压的动作　D. 定期腹部触诊
E. 无出血危险不必严密观察

29. 患者，女，48 岁。因"继发性痛经且进行性加重 8 年"就诊。双侧卵巢囊性增大，考虑为子宫内膜异位症。能够确诊盆腔内异症的最佳方法是

A. CA125　　　　　　B. 腹腔镜
C. 三合诊　　　　　　D. 双合诊
E. 盆腔 B 超

30. 患者，女，60 岁。因外阴部皮肤剧烈瘙痒前来就诊。妇科检查：外阴局部变白，组织脆而易脱落，有血性分泌物。下列检查哪项最合适

A. B 超检查　　　　　B. 抽血化验
C. 宫腔镜检查　　　　D. 阴道镜检查
E. 活体组织病理检查

31. 患者，男，53 岁。饮酒时发生言语不清、呕吐，随即昏迷，右侧肢体瘫痪；血压 230/120mmHg，诊断为"脑出血"。为防止出血加重，应首先采

取的措施是

A. 控制血压　　　　　B. 保护性约束
C. 降低颅内压　　　　D. 止血处理
E. 吸氧

32. 肝硬化患者，因 3 小时前呕鲜红色血 800ml 急诊入院，血压 135/60mmHg，脉搏 120 次/分。以下哪种护理不当
A. 半流质饮食
B. 建立静脉通路
C. 平卧，头偏向一侧
D. 备好双气囊三腔管待用
E. 密切观察生命体征及神志变化

33. 患者，男，65 岁。因呕血 2 小时入院。查体：体温 37℃，脉搏 90 次/分，呼吸 20 次/分，血压 100/70mmHg，巩膜黄染，腹部膨隆，移动性浊音（+）。既往有乙肝病史 15 年。实验室检查：红细胞 3×10^{12}/L，血红蛋白 88g/L。应诊断为
A. 胃癌合并出血
B. 肝癌合并出血
C. 消化性溃疡合并出血
D. 胆道出血
E. 肝炎后肝硬化合并食管胃底静脉破裂出血

34. 患者，男，33 岁。黑便和少量呕血近 3 个月，近日突然出现剧烈腹痛。护士对其采取的措施不应包括
A. 监测生命体征　　　B. 给予腹部热敷
C. 胃肠减压　　　　　D. 禁食
E. 不给予强效镇痛药

35. 患者，女，51 岁。有慢性肝病史，胃镜示"食管静脉曲张破裂出血"。下列各项中，不能提示上消化道出血仍在继续的是
A. 黑便变成暗红色　　B. 血压下降
C. 呕血为鲜红色　　　D. 血红蛋白量下降
E. 大便颜色正常

36. 患者，男，50 岁。肝硬化并上消化道出血。在使用双气囊三腔管压迫止血时，患者突然出现躁动、发绀、呼吸困难。此时应立即
A. 吸氧　　　　　　　B. 抬高床头
C. 应用镇静药　　　　D. 应用呼吸兴奋剂
E. 放去气囊内气体

37. 患者，女，27 岁。产后 23 日出现畏寒、发热、右侧乳房疼痛。查体：右侧乳房皮肤红肿明显，可扪及一压痛性硬块，同侧腋窝淋巴结肿大。下列处理措施中，不正确的是
A. 双侧乳房停止哺乳　B. 局部用硫酸镁湿敷
C. 按医嘱应用抗生素　D. 局部理疗
E. 鱼石脂软膏外敷

38. 患者在单位体检时被诊断为肝癌，患者在得知病情后对医生的诊断提出质疑，拒绝接受任何治疗。该患者的角色行为属于
A. 角色行为强化　　　B. 角色行为冲突
C. 角色行为缺如　　　D. 角色行为消退
E. 角色行为差异

39. 患者，女，32 岁。已婚，未育，继发性痛经、呈进行性加重，腰骶及下腹部疼痛。医生诊断为：子宫内膜异位症，护士指导采用期待治疗的患者随访时间是
A. 2 个月随访一次　　B. 3～6 个月随访一次
C. 8 个月随访一次　　D. 1 年随访一次
E. 2 年随访一次

40. 子宫脱垂术后患者，下列术后护理的描述错误的是
A. 防止便秘　　　　　B. 卧床休息 1 个月
C. 留置导尿管 14 日　D. 预防感染
E. 积极治疗慢性咳嗽

41. 患者，女，孕 39 周。第一胎，头先露。临产 11 小时，宫口开全 30 分钟，见"拨露"及流出的羊水混浊，医师即钳产，娩出一体重 2800g 活女婴。患者需钳产的原因是
A. 早产　　　　　　　B. 第二产程延长
C. 第一产程延长　　　D. 胎儿窘迫
E. 屏气用力欠佳

42. 患者，女，30 岁。诉月经周期缩短，经期正常。自测基础体温呈双相型，但体温上升缓慢，高温相持续 7～8 日。该患者最可能的诊断是
A. 子宫内膜不规则脱落　B. 无排卵性功血
C. 黄体功能不足　　　D. 盆腔炎
E. 宫颈炎

43. 子宫破裂患者，下列护理措施哪项不正确
A. 保暖给氧
B. 立即开放静脉通路
C. 做好剖腹探查手术准备
D. 密切观察生命体征
E. 给予镇静药抑制宫缩

44. 晚期产后出血患者的护理，下述不正确的是
A. 剖宫产术后 15 日少量出血，给予抗生素并严密观察
B. 卧床休息
C. 剖宫产子宫伤口裂开者做好子宫切除术准备
D. 密切观察生命体征
E. 疑胎盘、胎膜残留者，做好清宫术准备

45. 患者，女，32 岁。因近两个月反复白带增多就诊。诊断为细菌性阴道病。护士指导其服用甲硝唑期间禁酒，停药后应禁酒的时间为

A. 12小时内　　　　　B. 24小时
C. 36小时　　　　　　D. 48小时
E. 72小时

46. 患者，女，30岁。妊娠合并先天性心脏病，妊娠38周，已分娩。为预防产后出血，应遵医嘱给予的药物是
A. 缩宫素　　　　　　B. 维生素K
C. 酚磺乙胺　　　　　D. 氨甲苯酸
E. 麦角新碱

47. 患者，女，50岁。行乳腺癌根治术后。为预防皮下积液及皮瓣坏死的主要措施是
A. 引流管持续负压吸引　B. 半卧位
C. 加压包扎伤口　　　D. 局部沙袋压迫
E. 抬高同侧伤口

48. 患者，男，63岁。肝癌肝叶切除术后第1日，患者感心悸、气促、出冷汗，血压90/60mmHg。首先考虑
A. 膈下脓肿　　　　　B. 肠梗阻
C. 肝断面出血　　　　D. 胆汁性腹膜炎
E. 阑尾炎

49. 患者，女，62岁。胃癌，血压150/95mmHg，中度贫血，消瘦。术前准备不是必要的项目是
A. 检测肝功能　　　　B. 改善营养状况
C. 纠正贫血　　　　　D. 血压降至正常
E. 血生化检查

50. 患者，男，54岁。进行性黄疸3个月，诊断为胰头癌，行胰十二指肠切除术，术后6日突然出现上腹疼痛，腹腔穿刺抽出含有胆汁的液体少许。该患者可能出现了
A. 膈下脓肿　　　　　B. 术后急性腹膜炎
C. 嵌顿性疝　　　　　D. 胆囊穿孔
E. 胰、空肠吻合口瘘

51. 对于急性感染性喉炎患儿雾化吸入的主要目的是
A. 祛痰　　　　　　　B. 缓解喉头水肿
C. 抗炎　　　　　　　D. 湿润呼吸道
E. 止咳

52. 老年人早、中、晚三餐食量的最好比例为
A. 30%、40%、30%　　B. 25%、35%、40%
C. 30%、30%、40%　　D. 20%、30%、50%
E. 40%、30%、30%

53. 心绞痛发作时最重要的护理措施是
A. 立即描记心电图
B. 镇痛
C. 患者立即安静坐下或半卧
D. 给予吸氧
E. 建立静脉通路

54. 患者，女，48岁。哮喘持续发作，呼吸36次/分，吸气时脉搏明显减弱。此时该患者的脉搏属于
A. 奇脉　　　　　　　B. 短绌脉
C. 无脉　　　　　　　D. 交替脉
E. 水冲脉

55. 患者，女，40岁。由家人背送至急诊，家属诉半小时前发现其不省人事，倒卧在家中床上，时有呕吐。查体：皮肤多汗，流涎，双侧瞳孔明显缩小，呼吸有大蒜味，分诊护士首先考虑该患者最有可能为
A. 安眠药中毒　　　　B. 食物中毒
C. 有机磷中毒　　　　D. 一氧化碳中毒
E. 脑出血

56. 患者女，28岁，双大腿挤压伤。测得血清钾5.9mmol/L，脉搏50次/分,并有心律不齐。首选的措施是应立即注射
A. 等渗盐水　　　　　B. 5%碳酸氢钠
C. 10%葡萄糖酸钙　　D. 11.2%乳酸钠溶液
E. 50%葡萄糖加胰岛素

57. 下列哪项不符合原发性肺结核的特点
A. 高热与一般情况不相称
B. 有结核中毒症状
C. 婴儿可伴肝脾大
D. 肺部出现大量湿啰音
E. 可有疱疹性结膜炎、皮肤结节性红斑

58. 骨折最有诊断意义的临床表现是
A. 局部肿胀　　　　　B. 假关节活动
C. 局部疼痛　　　　　D. 局部皮下淤血
E. 肢体活动障碍

59. 急性再生障碍性贫血早期最突出的表现是
A. 进行性消瘦
B. 进行性贫血
C. 肝、脾、淋巴结肿大
D. 出血和感染
E. 黄疸

60. 患者，女，22岁。被汽车撞伤，右上腹剧痛，呼吸36次/分，脉搏100次/分，血压90/65mmHg。因为诊断不明，禁用
A. 吗啡　　　　　　　B. 地西泮
C. 异丙嗪　　　　　　D. 6-氨基己酸
E. 苯巴比妥

61. 患者，女，68岁。因动作不灵活和上肢震颤入院，体检发现手指形成搓丸样动作，慌张步态，入院拟诊为帕金森病。下列对该患者的护理措施中错误的是
A. 及早使用多巴胺替代药物
B. 鼓励患者自我护理

C. 进行运动锻炼时要持续进行，不要休息以保持身体和各关节的活动强度
D. 辅以行为治疗
E. 手术疗法适用于症状限于一侧或一侧较重的病例

62. 患者，女，65 岁。脑动脉粥样硬化 12 年，与家人吵架时突然出现眩晕、枕后痛、呕吐，伴共济失调和眼球震颤，很快出现意识模糊，CT 显示高密度影。根据临床特点，判断脑出血部位为
A. 脑干 B. 脑桥
C. 小脑 D. 基底核
E. 蛛网膜下隙出血

※63. 健康小儿，身长 76cm，体重 8.9kg，头围 46cm，胸围 46cm，乳牙 8 颗，前囟未闭，能独立行走，能叫出物品的名字。其月龄可能是
A. 6 个月 B. 9 个月
C. 12 个月 D. 15 个月
E. 18 个月

64. 患儿，女，1 岁。3 日前受凉后出现发热、鼻塞严重、烦躁不安等上呼吸道感染症状。护士应何时为患儿用 0.5% 麻黄碱液滴鼻
A. 哺乳前 5 分钟 B. 哺乳后 5 分钟
C. 哺乳前 15 分钟 D. 哺乳后 15 分钟
E. 每小时一次

65. 胎龄 33 周的早产儿。生后 2 小时出现呼吸困难、呻吟。X 线胸片提示肺透明膜变早期。应首先给予的处理措施是
A. 持续性气道正压通气 B. 地塞米松
C. 纠正酸中毒 D. 气管插管，机械通气
E. 氧气枕吸氧

66. 患者，女，48 岁。患高血压、冠心病，每年冬日易发心力衰竭，平日坚持服用地高辛及利尿药。对该患者的健康指导中不妥的是
A. 期前收缩二联律是正常现象，不必处理
B. 合理安排休息和活动
C. 低盐饮食
D. 预防便秘
E. 预防感冒

67. 患者，男，65 岁，3 年前被诊断为"肺源性心脏病"，近日因感冒后呼吸困难加重入院。护士对该患者所采取的氧疗方式正确的是
A. 间歇高流量给氧 B. 持续低流量给氧
C. 持续高流量给氧 D. 间歇低流量给氧
E. 高压给氧

68. 患者，男，30 岁。患风湿性心脏病主动脉瓣狭窄 15 年。患者常出现的三联征为
A. 呼吸困难、心绞痛和晕厥
B. 呼吸困难、心绞痛和肺部感染
C. 呼吸困难、心绞痛和水冲脉
D. 呼吸困难、晕厥和肺部感染
E. 呼吸困难、晕厥和周围血管征

69. 提示左侧心力衰竭的临床表现是
A. 奇脉 B. 不整脉
C. 水冲脉 D. 脉搏短绌
E. 交替脉

70. 大面积烧伤后 2 日内，最主要的全身改变是
A. 急性呼吸衰竭 B. 脓毒血症
C. 低血量性休克 D. 急性肾衰竭
E. 应激性溃疡

71. 风湿性心脏病二尖瓣狭窄发生栓塞最常累及的部位是
A. 脑 B. 肾 C. 肠
D. 肺 E. 脾

※72. 患者，男，18 岁。因淋雨后出现畏寒、发热、胸痛 1 日入院。临床诊断为肺炎链球菌肺炎。该患者最具特征性的症状为
A. 胸痛 B. 咳嗽
C. 呼吸困难 D. 寒战、高热
E. 咳铁锈色痰

73. 患儿，男，1 岁。细菌性肺炎入院，目前患儿烦躁不安、呼吸困难。适宜该患儿的吸氧方式为
A. 单侧鼻导管法 B. 面罩法
C. 鼻塞法 D. 漏斗法
E. 头罩法

74. 患者，男，50 岁。患支气管扩张。午睡后起床时突然咯血约 150ml，随即出现胸闷、气促、张口瞪目、大汗淋漓、牙关紧闭。下列护理措施正确的是
A. 不可将头偏向一侧
B. 患者取坐位
C. 鼓励其将血咽下，减少失血
D. 迅速清除口鼻腔内的血凝块
E. 无效时面罩给氧解除呼吸道阻塞

※75. 患者，男，61 岁。慢性咳嗽、咳痰 25 年，气促 10 年，以"慢性阻塞性肺疾病"收住院。患者近 1 周来咳嗽、咳痰、气促加重，今晨出现神志不清、发绀，血气分析 pH 7.25，PaO_2 45mmHg，$PaCO_2$ 70mmHg。该患者应给予
A. 低浓度、低流量持续吸氧
B. 低浓度、低流量间断吸氧
C. 面罩吸氧
D. 高浓度、高流量间断吸氧
E. 高浓度、高流量乙醇湿化吸氧

76. 患者，女，19 岁。因支气管哮喘发作来医院就诊。该患者发作时不会出现下列哪种表现

A. 发绀 B. "三凹"征
C. 心浊音界缩小 D. 肺叩诊实音
E. 两肺满布哮鸣音

77. 患者，男，28岁。哮喘急性发作，呼吸极度困难，伴发绀、大汗淋漓。对该患者的护理首先必须
A. 采血做血气分析
B. 快速输液
C. 专人护理，准备抢救用品
D. 加强巡视，防止情绪激动
E. 避免进食可能诱发哮喘的食物

78. 患者，男，35岁。因胸部外伤导致右侧气胸，经胸腔闭式引流后，护士收集可拔管的信息是
A. 引流瓶内无气体溢出，每日引流量小于50ml，X线证实右肺完全膨胀
B. 连续两日引流量小于50ml
C. 引流瓶长玻璃管内水柱波动小于1cm
D. 引流瓶长玻璃管内水柱停止波动
E. 患者无呼吸困难，引流瓶中无气体溢出

※79. 患者，男，26岁。剧烈无痛性腹泻、呕吐2日入院，诊断为霍乱。应采取的隔离标志是
A. 黄色 B. 橙色 C. 蓝色
D. 红色 E. 棕色

80. 患儿，男，10个月。高热20日，咳嗽、发绀、气促、纳差、精神委靡，双肺呼吸音稍粗糙，未闻及啰音，肝肋下3cm，脾肋下1cm，以肺炎收住院，用青霉素及先锋霉素治疗1周效果差，PPD（-）。考虑为下列哪种疾病
A. 毛细支气管炎 B. 腺病毒肺炎
C. 衣原体肺炎 D. 支气管肺炎
E. 粟粒性肺结核

81. 患者，男，35岁。3个月来发热、乏力、盗汗、食欲缺乏。查体：体重减轻，一般状况尚可。实验室检查：痰结核分枝杆菌阳性，初步诊断为肺结核收入院。医嘱行PPD试验。PPD试验结果阳性的判定标准为皮肤硬结直径达
A. <4mm B. 10～19mm
C. 5～9mm D. >20mm
E. >25mm

82. 四肢绷带包扎法的正确操作是
A. 从远心端开始包扎
B. 保持肢体伸展位
C. 避免肢体外露
D. 每包扎一周应压住前一周1/4
E. 上臂用螺旋反折包扎法

83. 患者，男，34岁。铁钉刺伤足底6小时，伤口深约2.5cm，来院时出血已止，伤口污染较重，创缘肿胀。正确的处理是
A. 冲洗、消毒后包扎
B. 清创后一期缝合
C. 清创后包扎
D. 清创后注射破伤风抗毒素血清
E. 清创后油纱条填塞

84. 患者，女，26岁。溜冰时不慎跌倒，主诉当时左手掌撑地，左腕部剧痛。查体见左腕部肿胀、活动障碍，局部呈"餐叉"畸形。该患者可能发生了
A. 腕关节扭伤 B. 桡骨远端屈曲型骨折
C. 桡骨远端伸直型骨折 D. 掌骨骨折
E. 腕骨骨折

85. 患者，男，37岁。因车祸发生脾破裂，就诊时血压60/30mmHg，脉率120次/分，患者烦躁不安、皮肤苍白、四肢湿冷。不正确的护理措施是
A. 平卧位 B. 测每小时尿量
C. 置热水袋保暖 D. 测中心静脉压
E. 吸氧、输液

86. 患者，女，30岁。诊断为"伤寒"。护士测量口腔温度时得知其3分钟前饮过开水，为此应
A. 暂停测一次
B. 参照上次测量值记录
C. 改测直肠温度
D. 嘱其用冷开水漱口后再测量口腔温度
E. 告知患者30分钟后再测量口腔温度

87. 患儿，男，4岁。因"发热1周"入院。查体：体温39.4℃，睑结膜充血、口唇肿胀，四肢末端出现水肿，皮肤可见斑丘疹。初步诊断为"皮肤黏膜淋巴结综合征"。首选的治疗药物是
A. 丙种球蛋白 B. 阿司匹林
C. 青霉素 D. 环磷酰胺
E. 激素

88. 患儿，1岁。确诊为营养性缺铁性贫血，需服用铁剂。下列正确的是
A. 与牛乳同服 B. 与维生素C同服
C. 餐前服药 D. 加大剂量
E. 使用三价铁

89. 患者，男，50岁。以特发性血小板减少性紫癜收入院。最常见的出血部位为
A. 皮肤黏膜 B. 消化道
C. 肝 D. 生殖道
E. 颅内

90. 抑郁症患者情绪低落的表现在一天中的规律是
A. 晨轻暮重 B. 晨重暮轻
C. 晨轻暮轻 D. 晨重暮重
E. 无规律

91. 患儿，女，诊断为法洛四联症，家长情绪紧张、焦虑，此时应重点了解的是
A. 家长对治疗是否有信心
B. 家庭经济状况
C. 家长的文化程度
D. 家长对本病的认识程度
E. 家庭居住环境

92. 患者，女，30岁。近年来反复长时间情绪低落，严重时有悲观、失望及自杀行为，近段时间又出现明显的情绪低落。对该患者主要防止
A. 自杀 B. 噎食 C. 冲动
D. 木僵 E. 出走

二、Ⅱ型题（A₃/A₄型题）：下列每个病例下设若干考题，请根据各考题题干所提供的信息，从每道题A、B、C、D、E五个备选答案中选择一个最佳答案，并在答题卡上将相应题号对应答案所属的方框涂黑。

（93~95题共用题干）

患儿，女，出生后4日。入院时拒乳，哭声低，反应差。查体：心音低钝，双下肢红肿，触之如象皮，测肛温29.8℃。

93. 该患儿可能的诊断为
A. 新生儿黄疸
B. 新生儿寒冷损伤综合征
C. 新生儿颅内出血
D. 新生儿缺氧缺血性脑病
E. 新生儿败血症

94. 下列对该患儿处理不恰当的是
A. 积极复温
B. 控制补液速度
C. 尽早输血
D. 保证能量与水分的供给
E. 加强消毒管理

95. 下列护理措施中，正确的是
A. 放入比肛温高1~2℃的温箱中复温
B. 6小时内将患儿体温恢复至正常
C. 60℃热水袋保暖
D. 每小时调高箱温2℃
E. 将患儿放入34℃暖箱复温

（96~101题共用题干）

患者，男，19岁。因天然气泄露爆炸致头面部、双上肢烧伤入院。查体：烧伤部位有大量水疱，痛觉迟钝。

96. 采用中国新九分法估计该患者的烧伤面积约为
A. 18% B. 21% C. 24% D. 27% E. 54%

97. 患者的烧伤严重程度是
A. 轻度 B. 中度 C. 中重度
D. 重度 E. 特重度

98. 根据患者烧伤部位的特点，护士应重点观察
A. 呼吸功能
B. 上肢血液循环
C. 意识
D. 疼痛程度
E. 血压

99. 不正确的补液方法是
A. 尽早离开 B. 见尿补钾
C. 先晶后胶 D. 先糖后盐
E. 先快后慢

100. 患者入院第5日出血发热，体温39.2℃创面有黄绿色分泌物伴有恶臭味。引起感染的细菌考虑为
A. 溶血性链球菌 B. 大肠埃希菌
C. 金黄色葡萄球菌 D. 铜绿假单胞菌
E. 梭形芽孢杆菌

101. 患者经1个月的治疗拟于近日出院，由于烧伤部位瘢痕较严重，患者自觉不愿见人，不想离开医院。对其心理护理措施不妥的是
A. 理解患者并倾听其诉说
B. 动员尽快出院
C. 介绍后期整形美容治疗方法
D. 鼓励自理，增强独立性
E. 不回避问题，尽量稳定情绪

（102~104题共用题干）

患者，女，50岁。因不规则阴道流血、流液半年入院。妇科检查：宫颈为菜花样组织，子宫体大小正常，活动差，考虑为宫颈癌。

102. 该患者临床诊断为子宫颈癌Ⅰa期。取活检示鳞癌，其治疗方案首选
A. 放疗 B. 放疗+化疗
C. 手术+放疗 D. 手术+化疗
E. 子宫根治术+盆腔淋巴清扫术

103. 护理措施中哪项是错误的
A. 高热可行物理降温
B. 保持外阴清洁
C. 疼痛即给予镇痛药
D. 鼓励患者树立战胜疾病的信心
E. 补充营养增强机体抵抗力

104. 宫颈癌的早期发现与预防，不正确的是
A. 积极治疗宫颈疾病
B. 普及防癌知识
C. 每3~5年普查一次宫颈涂片
D. 提倡晚婚、晚育、少生、优生
E. 重视接触性出血者的进一步追踪

（105~107题共用题干）

患者，女，48岁。因"大面积烧伤2周，伴感染性休克"入院，护士发现其皮肤上有瘀点、瘀斑。该患者神志不清、脉搏细速、呼吸浅促、血压70/50mmHg、无尿。立即抽血进行实验室检查，结果血小板41×10⁹/L，纤维蛋白原10g/L，凝血酶原时间延长，3P试验阳性。

105. 该患者出血的原因是
A. 血小板减少 B. 血管损伤
C. 纤维蛋白合成障碍 D. 血小板减少性紫癜
E. 发生了弥散性血管内凝血（DIC）
106. 该患者最主要的护理诊断是
A. 排尿异常 B. 组织完整性受损
C. 组织灌注量改变 D. 有窒息的危险
E. 营养失调：低于机体需要量
107. 为了控制病情，应立即使用
A. 肝素 B. 氨甲苯酸
C. 糖皮质激素 D. 维生素K
E. 肝素加氨基己酸

（108～111题共用题干）

患者，女，20岁。因车祸致头部受伤，伤后当即昏迷1小时，清醒后诉头痛，有呕吐，右上肢肌力Ⅱ级，脑脊液检查有红细胞，CT扫描见左额顶叶低密度灶，其中有散在点状高密度影。

108. 患者目前的表现符合
A. 硬膜外血肿 B. 脑挫裂伤
C. 脑震荡 D. 脑内血肿
E. 脑干损伤
109. 目前的关键处理措施是
A. 应用抗生素 B. 床头抬高15°～30°
C. 静卧、休息 D. 防治脑水肿
E. 营养支持
110. 目前患者病情观察的重点在于及时发现
A. 呼吸道梗阻 B. 感染
C. 水、电解质失衡 D. 颅内压增高，脑疝
E. 压疮
111. 观察该患者的生命体征的顺序是
A. 脉搏、血压、呼吸 B. 脉搏、呼吸、血压
C. 血压、脉搏、呼吸 D. 呼吸、脉搏、血压
E. 呼吸、血压、脉搏

（112～116题共用题干）

患者，女，44岁。发现乳房内无痛性肿块3个月，查体：左侧乳房外上象限可扪及一直径为4cm的肿块，表面不光滑，边界不清，质地硬；局部乳房皮肤凹陷呈"酒窝征"；同侧腋窝可扪及2个肿大的淋巴结，可被推动，经活检证实为乳腺癌，拟行乳腺癌改良根治术。

112. 乳腺癌患者乳房皮肤出现"酒窝征"是由于
A. 癌细胞堵塞皮下淋巴管
B. 癌肿侵犯Cooper韧带
C. 癌肿与胸肌粘连
D. 癌肿与皮肤粘连
E. 癌肿侵犯乳管
113. 乳腺癌淋巴转移的最早和最常见部位是
A. 锁骨下淋巴结 B. 锁骨上淋巴结
C. 腋窝淋巴结 D. 胸骨旁淋巴结
E. 颈部淋巴结
114. 若该患者为乳腺癌根治术后第2日，下列护理措施中不正确的是
A. 患侧垫枕，抬高患肢
B. 保持伤口引流管通畅
C. 观察患侧肢端的血液循环
D. 指导肩关节活动
E. 禁止在患侧手臂测血压、输液
115. 若该患者为乳腺癌根治术后第3日，左侧手臂出现皮肤发绀、手指麻木、皮温下降及脉搏不能扪及。正确的处理是
A. 继续观察，不需特殊处理
B. 及时调整包扎胸带的松紧度
C. 立即拆除患处包扎胸带
D. 给予吸氧
E. 患处用沙袋加压
116. 乳腺癌根治术后内分泌治疗的常用药物是
A. 促肾上腺皮质激素 B. 绒毛膜促性腺激素
C. 己烯雌酚 D. 他莫昔芬
E. 黄体酮

（117～120题共用题干）

患者，女，50岁。诉一年来月经周期不规律。曾有过3个月的停经史，然后阴道出血，量较多，持续3周左右。偶有心悸、眩晕，无腹痛。妇科检查未发现器质性病变。

※117. 最有可能的疾病是
A. 妊娠 B. 无排卵性功血 C. 黄体功能不足
D. 神经衰弱 E. 子宫内膜不规则脱落
118. 为了尽快止血和明确诊断，首选
A. 诊断性刮宫 B. 子宫全切除
C. 止血药 D. 使用大剂量的雌激素
E. 宫腔镜检查
※119. 该患者确诊为无排卵性功血，诊断性刮宫的结果应该是
A. 炎性子宫内膜
B. 子宫内膜分泌期改变
C. 子宫内膜分泌反应不良
D. 子宫内膜呈增生期和分泌期改变
E. 子宫内膜呈增生性改变
120. 患者近日自感阵发性潮热、潮红、出汗，失眠，脾气暴躁。护士应向其提供以下哪种疾病的相关知识
A. 妊娠 B. 黄体功能不足
C. 围绝经期综合征 D. 神经衰弱
E. 子宫内膜不规则脱落

2018国家护士执业资格考试应试宝典·模拟试题答案

模拟试题一

专业实务

1. A 2. E 3. D 4. C 5. D 6. D 7. C 8. D
9. C 10. B 11. D 12. A 13. B 14. B 15. D
16. E 17. D 18. C 19. B 20. B 21. D 22. B
23. B 24. D 25. B 26. C 27. B 28. C 29. D
30. D 31. B 32. E 33. A 34. E 35. B 36. D
37. C 38. E 39. E 40. C 41. B 42. E 43. D
44. D 45. C 46. D 47. D 48. E 49. D 50. A
51. E 52. C 53. A 54. E 55. E 56. E 57. E
58. A 59. E 60. C 61. D 62. E 63. D 64. B
65. A 66. E 67. E 68. D 69. C 70. C 71. E
72. B 73. E 74. E 75. D 76. E 77. C 78. E
79. B 80. D 81. D 82. B 83. D 84. A 85. E
86. E 87. A 88. E 89. C 90. D 91. D 92. A
93. C 94. E 95. E 96. C 97. A 98. D 99. A
100. B 101. E 102. E 103. B 104. B 105. C
106. C 107. C 108. E 109. D 110. D 111. A
112. D 113. E 114. E 115. A 116. E 117. A
118. D 119. A 120. E

39题解析：对梗阻严重、反复感染或有肾功能不全、残余尿量超过60ml，应手术治疗。

74题解析：砖红色胶冻状痰液为克雷伯杆菌肺炎特征性痰液。

75题解析：体位引流每次15～20分钟，每日2～3次。

94题解析：红细胞悬液指全血经离心提取血浆后的红细胞加入等量红细胞保养液制成。适用于战地急救和中、小手术患者。

99题解析：制订护理措施应充分利用现有的设备、经济实力和人力资源；应针对护理目标；符合实际，体现个体化的护理；内容应具体、明确、全面；应保证患者的安全；应有科学的理论依据；应与医疗工作相协调。骨科制订的常规还要根据不同的患者情况修改后实施。

105题解析：炎性浸润期损伤延伸到皮下脂肪层。受损皮肤呈紫红色，皮下有硬结，患者感觉疼痛。皮肤因水肿而变薄，并有炎性渗出，形成大小不一的水疱。水疱破溃后，形成潮湿红润的创面，如不采取积极的措施，压疮将继续发展。

117题解析：早产儿哭声低，皮肤红嫩，四肢肌张力低下，胎毛多，耳壳软，指（趾）甲未达指（趾）端，乳晕不清，足底纹理少，男婴睾丸未降或未完全下降，女婴大阴唇不能或不能完全盖住小阴唇。

实践能力

1. B 2. B 3. D 4. D 5. E 6. E 7. B 8. B
9. A 10. A 11. D 12. D 13. D 14. C 15. D
16. D 17. C 18. B 19. A 20. B 21. D 22. D
23. C 24. C 25. D 26. C 27. C 28. D 29. E
30. D 31. C 32. D 33. D 34. C 35. D 36. D
37. A 38. A 39. D 40. D 41. D 42. E 43. C
44. A 45. A 46. A 47. D 48. B 49. C 50. B
51. D 52. D 53. C 54. C 55. D 56. C 57. C
58. C 59. C 60. C 61. D 62. D 63. C 64. C
65. D 66. E 67. E 68. D 69. D 70. C 71. D
72. E 73. E 74. E 75. D 76. E 77. C 78. C
79. A 80. E 81. D 82. C 83. D 84. D 85. D
86. A 87. E 88. E 89. D 90. D 91. A 92. D
93. C 94. C 95. D 96. C 97. D 98. B 99. A
100. C 101. D 102. C 103. D 104. A 105. B
106. C 107. A 108. C 109. D 110. D 111. C
112. D 113. C 114. A 115. A 116. A 117. E
118. A 119. B 120. E

57题解析：碎石术后及手术治疗后患者均会出现血尿，膀胱冲洗液颜色较深时，应加快冲洗速度，以免形成血块堵塞尿路。

67题解析：Ⅱ型呼吸衰竭并发肺性脑病时，患者主要依赖于低氧血症对呼吸中枢的兴奋作用进行呼吸，高浓度吸氧因缺氧纠正过快，削弱缺氧对呼吸中枢的兴奋作用，加重二氧化碳潴留。

模拟试题二

专业实务

1. B 2. B 3. D 4. B 5. E 6. B 7. B 8. A
9. B 10. B 11. E 12. D 13. E 14. B 15. D
16. C 17. E 18. A 19. E 20. D 21. B 22. B
23. D 24. E 25. E 26. C 27. E 28. A 29. D
30. D 31. B 32. C 33. C 34. B 35. D 36. C
37. C 38. B 39. B 40. D 41. A 42. C 43. A
44. D 45. C 46. E 47. C 48. C 49. D 50. D
51. E 52. A 53. E 54. A 55. D 56. D 57. D
58. C 59. D 60. B 61. B 62. D 63. E 64. C
65. D 66. E 67. D 68. D 69. D 70. D 71. E
72. B 73. D 74. D 75. D 76. D 77. A 78. D
79. D 80. D 81. D 82. D 83. D 84. D 85. D
86. D 87. C 88. D 89. D 90. D 91. D 92. D
93. C 94. D 95. D 96. E 97. D 98. D 99. D
100. C 101. C 102. D 103. B 104. C 105. D
106. C 107. D 108. D 109. A 110. A 111. D
112. D 113. D 114. E 115. A 116. D 117. D
118. A 119. E 120. B

38 题解析：标准化包括标准制定、标准执行和标准修订三个方面。

39 题解析：根据患者的病情选择不同的饮食种类，流质饮食因所含的能量和营养素不足，故只能短期使用,软质饮食每日 3~4 次，蛋白质 60~80g/d，半流质饮食一般为每日 5~6 次，蛋白质 50~70g/d。肉末属于半流质，肉汁属于流质。

44 题解析：阿米巴原虫在低温环境中失去活力而难以查找，所以送检容器要加温，以保持阿米巴原虫的活动状态。

56 题解析：此情况针头已滑出血管，需要拔针，更换针头，另选血管穿刺。

66 题解析：临床路径是指针对某一疾病建立一套标准化治疗模式与治疗程序，是一个有关临床治疗的综合模式，以循证医学证据和指南为指导来促进治疗组织和疾病管理的方法，最终起到规范医疗行为、减少变异、降低成本、提高质量的作用，是针对特定疾病的诊疗流程，注重治疗过程中各专科间的协同性、注重治疗的结果、注重时间性。

102 题解析：乙醇或温水拭浴：通过蒸发和传导而增加机体散热，用于高热患者降温。拭浴时以离心方向拍拭，在拭腋窝、腹股沟等血管丰富处，应适当延长时间，以增加散热。

117 题解析：端坐位是指患者取坐位，跨床小桌放于床上，桌上放软枕，摇起床头支架 70°~80°，摇起膝下支架 15°~20°。

实践能力

1. D 2. B 3. D 4. E 5. B 6. A 7. A 8. A
9. C 10. C 11. B 12. A 13. C 14. E 15. C
16. B 17. D 18. E 19. C 20. D 21. D 22. C
23. D 24. E 25. C 26. B 27. E 28. C 29. E
30. E 31. A 32. D 33. D 34. D 35. D 36. B
37. D 38. C 39. D 40. D 41. E 42. D 43. E
44. D 45. E 46. A 47. E 48. E 49. D 50. D
51. A 52. E 53. A 54. D 55. D 56. C 57. D
58. D 59. D 60. E 61. D 62. C 63. D 64. E
65. D 66. C 67. E 68. D 69. D 70. D 71. D
72. C 73. D 74. D 75. C 76. D 77. D 78. B
79. D 80. A 81. D 82. D 83. D 84. E 85. D
86. E 87. D 88. C 89. D 90. D 91. D 92. D
93. E 94. D 95. C 96. C 97. C 98. D 99. C
100. C 101. C 102. D 103. A 104. D 105. A
106. D 107. D 108. C 109. B 110. C 111. B
112. D 113. D 114. E 115. E 116. E 117. D
118. E 119. B 120. C

41 题解析：管理幅度是指不同层次管理人员能直接领导的隶属人员人数。政策稳定性越强，管理幅度越大，授权越明确，管理幅度越窄；层次越高，管理的下属人数应相应减少；管理幅度随着各自的工作性质、特点、素质、技术水平和管理人员的能力而定；组织内部的凝聚力越大，管理幅度越大。

43 题解析：白血病患者因血小板数量减少和功能障碍、凝血因子的破坏和凝血机制障碍、白血病细胞在血管内的堆积和血管壁的损坏容易发生出血或出血不止。口腔护理时若将患者的血痂皮去除，可能导致出血不止。

48 题解析：胆囊造影饮食要求：造影前一日午餐进高脂肪饮食，晚餐进无脂肪、低蛋白、高糖类、清淡饮食，以减少胆汁分泌。

104 题解析：前置胎盘患者禁做肛门检查。

模拟试题三

专业实务

1. C 2. B 3. B 4. A 5. A 6. B 7. D 8. C
9. C 10. D 11. E 12. E 13. E 14. A 15. B
16. E 17. B 18. C 19. C 20. C 21. D 22. D
23. E 24. A 25. B 26. C 27. C 28. C 29. C
30. B 31. C 32. C 33. E 34. C 35. B 36. C
37. B 38. C 39. C 40. C 41. B 42. B 43. A
44. B 45. D 46. E 47. B 48. C 49. A 50. C
51. C 52. C 53. C 54. D 55. C 56. D 57. C
58. B 59. C 60. A 61. D 62. B 63. D 64. C
65. B 66. D 67. D 68. C 69. D 70. A 71. C
72. C 73. C 74. C 75. D 76. C 77. C 78. B
79. C 80. D 81. B 82. C 83. C 84. C 85. C
86. D 87. E 88. C 89. D 90. D 91. D 92. B
93. C 94. C 95. C 96. C 97. C 98. C 99. C
100. C 101. D 102. C 103. C 104. C 105. C
106. C 107. B 108. C 109. A 110. C 111. C
112. B 113. A 114. C 115. C 116. A 117. A
118. C 119. D 120. E

37 题解析： 留置导尿患者防止逆行感染，需每日定时更换、排空引流袋并记录尿量。每周更换导尿管一次，每周做尿常规检查一次。

44 题解析： 患者仰卧，双手放于腹部，护士安置好管道，将患者肩、臀部移向护士近侧，再移双下肢，护士一手扶患者肩一手扶膝盖，轻推患者转向护士对侧。

51 题解析： 和血清病相似，血清病型反应一般于用药后 7～12 日发生，临床表现患者有发热、皮肤瘙痒、荨麻疹、腹痛、关节肿痛、全身淋巴结肿大等。

60 题解析： 病室内如有患者进餐、治疗等应暂停铺床。

63 题解析： 如排除饮食的影响因素，大便颜色发生改变则表示消化系统存在病理变化，如柏油样便提示上消化道出血；白色陶土样便提示胆道梗阻；暗红色便提示下消化道出血；果酱样便见于肠套叠、阿米巴痢疾。

95 题解析： 肺结核引起支气管扩张多发生在上叶尖后段或下叶背段，因此在肩胛间区闻及固定的湿啰音。

103 题解析： 糖化血红蛋白水平可反映取血前 4～12 周血糖水平。糖化血红蛋白低提示近期血糖水平低，而酮症酸中毒患者近期血糖水平常较高。

105 题解析： 责任制护理和小组护理结合起来，是近年来发展的一种护理工作方式。将一组护士根据不同层次的工作能力、技术水平负责不同数量、不同病情的患者，责任到人，明确分工，进行整体护理。这种小组式责任制护理工作方式是目前创建优质护理服务示范医院活动中倡导的护理工作方式。

实践能力

1. D 2. C 3. E 4. D 5. C 6. A 7. A 8. E
9. C 10. E 11. C 12. A 13. E 14. A 15. C
16. D 17. B 18. A 19. A 20. E 21. C 22. B
23. A 24. E 25. A 26. C 27. D 28. E 29. D
30. C 31. C 32. C 33. D 34. C 35. C 36. C
37. D 38. C 39. D 40. C 41. C 42. B 43. C
44. B 45. C 46. D 47. C 48. B 49. D 50. C
51. C 52. C 53. C 54. B 55. D 56. C 57. C
58. C 59. C 60. C 61. B 62. C 63. C 64. C
65. D 66. D 67. A 68. B 69. C 70. E 71. E
72. C 73. C 74. C 75. C 76. C 77. A 78. C
79. D 80. C 81. C 82. C 83. C 84. C 85. C
86. E 87. C 88. C 89. C 90. C 91. C 92. C
93. C 94. C 95. A 96. C 97. E 98. C 99. A
100. E 101. B 102. C 103. C 104. C 105. B
106. E 107. D 108. C 109. E 110. C 111. C
112. D 113. C 114. C 115. B 116. D 117. C
118. A 119. C 120. B

19 题解析： 热疗可降低痛觉神经的兴奋性，改善血液循环，减轻炎性水肿，解除局部神经末梢的压力，使肌肉、肌腱和韧带等组织松弛，从而缓解疼痛。

23 题解析： 睡眠时心率仍快提示基础代谢率高，为甲状腺功能亢进症特有之症状。

60 题解析： 支气管扩张患者合并厌氧菌感染时，痰液有恶臭味。

75 题解析： 脂肪乳、氨基酸是高浓度的药物，应确保针头在静脉内再输入药液，以免造成组织损害。

77 题解析： 手术室无菌手术感染率小于 0.5%，$1000×0.5\%=5$。

106、107 题解析： 法洛四联症患儿，在肺动脉漏斗部狭窄的基础上，如果突然该处肌肉发生痉挛，则导致脑部缺氧发作，从而出现抽搐。抽搐一旦发生应将小儿置于膝胸卧位（可增加体循环阻力，减少右向左分流血量）。

115 题解析： 权利是完成任务的必要工具，职位和权利是相对等的。如果有权无责会助长瞎指挥和官僚主义,有责无权或权限太小,会阻碍或束缚管理者的积极性、主动性和创造性,使组织缺乏活力,不能真正履行相应的责任。

117题解析:为高热患者降温如进行乙醇拭浴时,应将冰袋放在头部,以助降温,并可防止拭浴时全身表皮血管收缩,引起头部充血。将热水袋放置足底,使患者感觉舒适,并促进足底血管扩张,有利于散热。

模拟试题四

专业实务

1. E 2. D 3. D 4. C 5. B 6. C 7. D 8. C
9. A 10. D 11. B 12. E 13. D 14. A 15. C
16. A 17. C 18. C 19. E 20. C 21. B 22. D
23. C 24. C 25. C 26. C 27. A 28. E 29. D
30. E 31. A 32. B 33. E 34. D 35. E 36. B
37. B 38. D 39. B 40. C 41. B 42. E 43. B
44. D 45. E 46. E 47. C 48. E 49. B 50. D
51. D 52. E 53. E 54. C 55. E 56. E 57. D
58. C 59. A 60. C 61. B 62. E 63. E 64. D
65. D 66. C 67. C 68. E 69. E 70. E 71. C
72. A 73. D 74. C 75. C 76. E 77. C 78. E
79. D 80. A 81. E 82. C 83. E 84. A 85. A
86. A 87. D 88. C 89. D 90. E 91. B 92. D
93. B 94. E 95. E 96. C 97. C 98. D 99. C
100. E 101. A 102. E 103. B 104. E 105. C
106. A 107. E 108. E 109. E 110. E 111. A
112. C 113. D 114. E 115. C 116. C 117. C
118. A 119. B 120. A

28题解析:造成本案例中护患冲突是由于患者不清楚脑出血患者康复期应加强功能锻炼以降低肢体功能的下降,对自己充当的角色不明确或缺乏真正的理解而出现的状况。

34题解析:护理质量标准体系结构包括要素质量、环节质量和终末质量三个环节,评价护理质量不能只看终末质量。要素质量是指提供护理工作的基础条件质量,是构成护理服务的基本要素,人员配备是要素质量的一个方面;终末质量是指患者所得到的护理效果的质量,如皮肤压疮发生率、差错发生率、一级护理合格率、住院满意度、出院满意度等患者对护理服务的满意度调查结果;不同等级医院的护理质量标准和指标略有差异。

67题解析:老年人运动后最宜心率=170-年龄。

107题解析:外阴阴道假丝酵母菌病的典型症状主要为外阴瘙痒、灼痛,严重时坐卧不宁,白带特征为白色稠厚呈凝乳或豆渣样。

108题解析:假丝酵母菌为条件致病菌,当阴道内糖原增加、酸度增高、局部细胞免疫力下降,适合假丝酵母菌的繁殖而引起炎症,多见于孕妇、糖尿病患者、接受大量雌激素治疗者、长期应用抗生素者、服用皮质类固醇激素者或免疫缺陷综合征患者。

109题解析:有假丝酵母菌感染的阴道pH一般在4.0～4.7,患者上药前可用2%～4%碳酸氢钠溶液阴道灌洗,改变阴道酸碱度,组成不利于假丝酵母菌生长的环境,以利于提高疗效。

117题解析:测量血压时需注意:当发现血压异常或听不清时,应重测血压。注意应先将袖带内的气体驱尽,使水银柱降至"0"点,稍等片刻,再进行测量,以免影响测量结果。

实践能力

1. C 2. A 3. C 4. B 5. C 6. C 7. E 8. D
9. D 10. C 11. D 12. A 13. C 14. C 15. C
16. D 17. B 18. E 19. C 20. E 21. D 22. E
23. D 24. C 25. E 26. C 27. C 28. C 29. B
30. E 31. C 32. B 33. C 34. D 35. C 36. A
37. D 38. C 39. C 40. C 41. C 42. C 43. C
44. D 45. A 46. C 47. C 48. B 49. C 50. C
51. C 52. C 53. C 54. C 55. C 56. C 57. C
58. C 59. A 60. C 61. B 62. C 63. C 64. C
65. D 66. C 67. C 68. C 69. A 70. C 71. B
72. B 73. C 74. C 75. C 76. C 77. C 78. B
79. D 80. C 81. E 82. E 83. C 84. C 85. C
86. C 87. C 88. E 89. D 90. C 91. C 92. C
93. A 94. E 95. C 96. D 97. D 98. E 99. C
100. B 101. E 102. C 103. B 104. C 105. C
106. C 107. B 108. C 109. C 110. A 111. A
112. A 113. D 114. C 115. C 116. D 117. C
118. C 119. C 120. E

15题解析:幼儿期保健包括日常护理、合理营养、预防疾病和意外、早期教育、培养良好习惯、品德教育及体格锻炼。

76题解析:患者糖尿病有严重并发症,是使用胰岛素的指征。

模拟试题五

专业实务

1. B 2. E 3. C 4. D 5. C 6. E 7. A 8. B
9. E 10. A 11. A 12. B 13. E 14. C 15. A
16. D 17. C 18. E 19. D 20. D 21. C 22. E
23. E 24. A 25. B 26. D 27. E 28. D 29. C
30. B 31. B 32. C 33. A 34. C 35. D 36. E
37. D 38. C 39. E 40. D 41. B 42. C 43. E
44. D 45. A 46. E 47. D 48. C 49. A 50. C
51. D 52. E 53. C 54. D 55. D 56. C 57. D
58. E 59. D 60. D 61. D 62. D 63. D 64. C
65. E 66. E 67. D 68. D 69. D 70. D 71. C
72. D 73. E 74. D 75. D 76. D 77. D 78. D
79. C 80. D 81. D 82. D 83. D 84. D 85. D
86. B 87. D 88. D 89. D 90. D 91. D 92. D
93. D 94. D 95. D 96. D 97. D 98. D 99. D
100. A 101. E 102. E 103. E 104. C 105. D
106. A 107. D 108. D 109. D 110. D 111. D
112. D 113. B 114. D 115. D 116. C 117. D
118. B 119. E 120. E

14题解析：胃内管饲是将导管的远端留于胃内，有鼻饲管、食管造瘘、胃造瘘管等方式；肠内管饲是将导管的远端留于肠内。短期者可选用鼻-十二指肠或鼻-空肠置管，长期者可经空肠造瘘。故答案为C。

23题解析：注射时做到"两快一慢"，即进针快、拔针快、推药慢，且注药速度应均匀。

24题解析：根据公式，每分钟输液滴数（滴/分）=［液体总量（ml）×滴系数（滴/ml）］/时间（分）=360×15/180 =30 滴/分。

27题解析：患者"六洁"[口腔、头发、皮肤、指（趾）甲、会阴、床单位整洁]、"四无"（无压疮、无坠床、无烫伤、无交叉感染），做好护理记录，病房不许家属留宿，所以答案E错误。

33题解析：体温单40～42℃的记录：应当用红色笔在40～42℃纵向填写患者入院、转入、手术、分娩、出院、死亡等时间。除手术不写具体时间外，其余均按24小时制，精确到分钟。

53题解析：出血性膀胱炎是环磷酰胺的不良反应。

61题解析：小儿的上部量是指头顶到耻骨联合上缘的长度，下部量是指耻骨联合下缘到足底的长度。

68题解析：潜伏期是指从病原体侵入人体到临床症状出现之前的这段时期，最长潜伏期是传染病检疫和留检接触者的重要依据。

111题解析：缺氧、高碳酸血症均可导致肺血管收缩、痉挛，从而形成肺动脉高压。因此，通过改善通气以达到降低肺动脉高压、减轻右心负荷的作用。

115、116题解析：2～12岁体重估计公式为：小儿体重（kg）=年龄×2 + 8（kg）。2～12岁的身高估计公式为：身高（cm）=年龄×7+75（cm）。

实践能力

1. E 2. D 3. C 4. D 5. E 6. E 7. E 8. A
9. E 10. D 11. B 12. E 13. C 14. D 15. E
16. E 17. C 18. A 19. B 20. A 21. C 22. E
23. A 24. E 25. C 26. E 27. D 28. D 29. B
30. B 31. C 32. C 33. D 34. D 35. D 36. D
37. B 38. E 39. D 40. D 41. E 42. D 43. E
44. D 45. D 46. A 47. D 48. C 49. A 50. E
51. D 52. A 53. C 54. D 55. E 56. C 57. E
58. C 59. D 60. E 61. D 62. E 63. D 64. D
65. E 66. A 67. C 68. E 69. E 70. D 71. C
72. D 73. E 74. D 75. D 76. D 77. D 78. D
79. D 80. E 81. D 82. D 83. B 84. D 85. D
86. B 87. D 88. D 89. D 90. D 91. D 92. D
93. D 94. D 95. D 96. D 97. D 98. D 99. D
100. C 101. B 102. E 103. D 104. C 105. D
106. B 107. A 108. E 109. D 110. D 111. D
112. E 113. D 114. D 115. D 116. A 117. C
118. B 119. E 120. B

57题解析：老年人患病特点包括临床症状及体征不典型、多种疾病共存、病程长、病情重、易发生意识障碍、易发生水和电解质紊乱等。

77题解析：哮喘患者突然出现胸痛、气急、极度呼吸困难、大汗、烦躁不安，左侧肺部哮鸣音消失，提示发生了气胸。

79题解析：慢性阻塞性肺疾病患者在吸入高浓度氧后出现深昏迷，血气分析结果由 PaO_2 30mmHg、$PaCO_2$ 70mmHg 变为 PaO_2 80mmHg、$PaCO_2$ 90mmHg，提示缺氧已改善，而二氧化碳潴留更明显。主要是因高浓度吸氧抑制呼吸中枢所致。

82题解析：水痘患儿皮肤瘙痒时，不能挠抓皮疹患处，设法分散患儿注意力，或用温水洗浴。疱疹无破溃者，可涂炉甘石洗剂或5%碳酸氢钠溶液，也可遵医嘱口服抗组织胺药物；疱疹已破溃、继发感染者局部涂 0.1%孔雀绿或抗生素软膏，或遵医嘱给予抗生素口服控制感染，忌用糖皮质激素。

模拟试题六

专业实务

1. E 2. D 3. E 4. B 5. E 6. C 7. D 8. E
9. A 10. D 11. B 12. C 13. B 14. C 15. B
16. B 17. E 18. B 19. A 20. B 21. A 22. B
23. A 24. D 25. C 26. B 27. E 28. C 29. C
30. B 31. A 32. E 33. C 34. B 35. B 36. C
37. B 38. C 39. B 40. C 41. B 42. B 43. C
44. D 45. D 46. B 47. D 48. C 49. B 50. C
51. E 52. D 53. C 54. E 55. C 56. B 57. C
58. D 59. B 60. D 61. B 62. C 63. E 64. A
65. B 66. E 67. D 68. D 69. C 70. C 71. D
72. A 73. E 74. C 75. C 76. C 77. D 78. A
79. C 80. B 81. B 82. C 83. B 84. C 85. C
86. D 87. C 88. C 89. A 90. E 91. E 92. D
93. E 94. E 95. C 96. C 97. C 98. D 99. C
100. B 101. A 102. C 103. C 104. A 105. E
106. D 107. E 108. D 109. C 110. D 111. B
112. D 113. A 114. B 115. B 116. C 117. C
118. B 119. D 120. B

16 题解析：乙脑是由蚊虫叮咬传播的急性病毒性传染病，夏日流行。腰椎穿刺后应去枕仰卧6～8小时，防止颅内压降低导致头痛。

22 题解析：发生空气栓塞反应的原因是：①输液前管内空气未排尽，输液导管连接不紧密或有裂隙（最常见）；②连续输液过程中，未及时添加药液或添加后未及时排尽空气；③加压输液、输血时，无专人在旁看守。

91 题解析：肺炎链球菌肺炎的红色肝样变期，肺泡内充满含大量红细胞及一定量的纤维素、中性粒细胞和少量巨噬细胞的渗出物，红细胞被巨噬细胞吞噬、崩解后形成含铁血黄素混入痰中，使痰液呈铁锈色。

实践能力

1. A 2. B 3. B 4. D 5. D 6. A 7. B 8. D
9. A 10. B 11. E 12. D 13. A 14. C 15. C

16. E 17. B 18. E 19. B 20. C 21. E 22. D
23. E 24. A 25. E 26. A 27. C 28. C 29. B
30. E 31. C 32. A 33. C 34. B 35. E 36. E
37. A 38. C 39. B 40. B 41. C 42. C 43. E
44. C 45. B 46. A 47. E 48. C 49. C 50. E
51. B 52. B 53. C 54. A 55. C 56. C 57. C
58. D 59. E 60. C 61. C 62. C 63. C 64. C
65. C 66. A 67. C 68. B 69. E 70. C 71. C
72. E 73. E 74. D 75. E 76. D 77. C 78. A
79. A 80. E 81. B 82. B 83. B 84. C 85. C
86. E 87. B 88. E 89. D 90. B 91. C 92. B
93. B 94. C 95. A 96. C 97. B 98. A 99. C
100. D 101. B 102. E 103. C 104. C 105. B
106. C 107. B 108. E 109. B 110. B 111. B
112. B 113. C 114. C 115. B 116. B 117. B
118. A 119. E 120. C

63 题解析：头围：新生儿为34cm，1周岁时头围约46cm，2岁时约为48cm，1岁左右：胸围=头围。

72 题解析：肺炎链球菌肺炎最具特征性的症状是咳铁锈色痰。

75 题解析：动脉血气分析结果提示患者发生了Ⅱ型呼吸衰竭，故应低浓度、低流量持续吸氧。

79 题解析：黄色标志是严格隔离，是针对有高度传染性的隔离，包括鼠疫、霍乱、传染性非典型性肺炎、禽流感的隔离；橙色标志是接触隔离；蓝色标志是呼吸道隔离，如麻疹；红色标志是血液、体液隔离；棕色标志是消化道隔离；绿色标志是引流物、分泌物隔离；灰色标志是结核隔离。

117 题解析：无排卵性功血的特点是月经周期紊乱，经期长短不一，出血量时多时少，量可少至点滴淋漓，或可多至大量出血，有时有数周至数月停经。发生于青春期和围绝经期。

119 题解析：无排卵性功血患者的子宫内膜病理检查可见增生期变化或增长过长，无分泌期出现。因为该患者的诊断为无排卵性功血，因此病理检查结果应为增生期子宫内膜。